XIVᵉ CONGRÈS DE MEDECINE

MADRID — 23-30 AVRIL 1903.

TRAITEMENT

DES

RÉTRÉCISSEMENTS URÉTRAUX

ET ŒSOPHAGIENS

AU MOYEN

DE L'ÉLECTROLYSE LINÉAIRE

PAR LE Dᵣ **J.-A. FORT**

Ancien Professeur libre d'Anatomie à l'École pratique de la Faculté de Médecine de Paris.

PARIS

INSTITUT INTERNATIONAL DE BIBLIOGRAPHIE SCIENTIFIQUE

93, BOULEVARD SAINT-GERMAIN, VI

1903

XIVe CONGRÈS DE MÉDECINE

MADRID — 23-30 AVRIL 1903

TRAITEMENT

DES

RÉTRÉCISSEMENTS URÉTRAUX ET ŒSOPHAGIENS

AU MOYEN

DE L'ÉLECTROLYSE LINÉAIRE

TRAITEMENT

DES

RÉTRÉCISSEMENTS URÉTRAUX ET ŒSOPHAGIENS

AU MOYEN

DE L'ÉLECTROLYSE LINÉAIRE

Par le Dr **J.-A. FORT**

Ancien Professeur libre d'Anatomie à l'École pratique de la Faculté de Médecine de Paris.

Nos premières observations de rétrécissements urétraux, guéris par l'électrolyse linéaire, datent de 23 ans; celles des rétrécissements œsophagiens de 14 ans.

Nos premiers succès ont été présentés à l'Académie de Médecine de Paris, en 1888, par le professeur A. RICHET et le Baron H. LARREY, sous le titre de : *Nouveau procédé pour guérir les rétrécissements de l'urètre rapidement et sans danger.*

La même année, le professeur RICHET nous confia deux malades de son service à l'Hôtel-Dieu, gravement atteints, nous priant de les opérer dans son amphithéâtre même. Le succès fut complet chez les deux malades.

Depuis cette époque, nous avons poursuivi sans cesse l'étude de notre mode de traitement. En 1889, le professeur BOUCHARD, de Paris, présenta à l'Académie des Sciences notre mémoire intitulé : *Du mode d'action de l'électrolyse linéaire par les courants faibles, et de sa température dans la destruction des tissus organiques.*

Dans le mémoire présenté par le professeur RICHET à l'Académie de Médecine, en 1888, page 29, nous disions :

1° L'opération est généralement peu douloureuse ;

2° L'écoulement sanguin est nul ou insignifiant ;

3° Il n'y a pas, à moins de cas très rares, d'accès de fièvre urineuse ;

4° On ne met pas de sonde à demeure ;

5° Le malade urine immédiatement à plein jet ;

6° Il peut reprendre ses occupations dans presque tous les cas, après l'opération.

En 1893, nous avons lu devant l'Académie de Médecine de Paris, un mémoire sur la *densité du tissu des rétrécissements*.

La même année, nous avons présenté un nouveau mémoire sur le *Mode de destruction du tissu des rétrécissements par des courants continus faibles*.

Nous avons l'honneur de présenter aujourd'hui une série d'observations confirmant ces conclusions.

Ces observations, au nombre de 50, forment deux groupes.

Le premier groupe comprend 17 observations, recueillies dans ces dernières années. On y trouve la guérison de cinq cas de rétrécissements, de l'œsophage, et de douze cas de rétrécissements urétraux, dont quatre compliqués de goutte militaire.

Le second groupe comprend 33 observations de malades, qui se sont présentés récemment, en 1903.

Dans ce dernier groupe, toutes les observations ont été prises au fur et à mesure de l'arrivée des malades. Quelques-uns n'ont pas été revus ; c'est ce qui explique l'interruption brusque de quelques rares observations.

Ce groupe comprend 23 rétrécissements urétraux simples, 8 rétrécissements urétraux avec goutte militaire, et deux rétrécissements œsophagiens.

PREMIER GROUPE D'OBSERVATIONS (17)

DE

RÉTRÉCISSEMENTS URÉTRAUX ET ŒSOPHAGIENS

TRAITÉS PAR L'ÉLECTROLYSE LINÉAIRE

OBSERVATION I.

**Rétrécissement cicatriciel de l'œsophage. Electrolyse linéaire.
Guérison.**

Le 15 février 1889, le Dr Souligoux, de Vichy, nous adressa un fermier du département de la Nièvre, atteint de rétrécissement œsophagien. Ce rétrécissement se serait montré, au dire du malade, pendant l'été de l'année 1887, à la suite de l'ingestion d'un verre d'eau sédative.

Au moment où nous voyons le malade, il pèse 114 livres et a perdu 32 livres de son poids.

A l'examen, nous trouvons un rétrécissement de 5 millimètres de diamètre et de 15 millimètres de long, situé à 4 centimètres au-dessus du cardia.

A 10 centimètres au-dessus on trouve un autre point rétréci plus large.

L'état du malade fut constaté par nos confrères Dujardin-Beaumetz, Labadie-Lagrave et Brochin.

Opération. — Première séance d'électrolyse linéaire, le 23 février : 10 milliampères.

Deuxième séance le 25 : 30 milliampères.

Troisième séance le 27 : 15 milliampères.

Quatrième séance le 4 mars.

Dans l'intervalle des séances d'électrolyse, nous avons injecté une bouillie alimentaire dans l'estomac du malade et nous avons pu faire passer dans les points rétrécis une bougie œsophagienne de 15 millim. de diamètre. Le malade avait déjà augmenté de 3 kilogrammes, et il prenait toutes sortes d'aliments.

Dujardin-Beaumetz constata la guérison du malade et passa lui-même la même bougie œsophagienne. Il le présenta à l'Académie de Médecine dans le courant du mois de mars 1889, s'exprimant ainsi :

« M. Dujardin-Beaumetz présente, au nom de M. Fort, un malade atteint de rétrécissement de l'œsophage, que M. Fort a opéré avec M. le Dr Brochin, par son procédé d'électrolyse urétrale.

« Le rétrécissement, qui avait 5 millimètres de diamètre, dit M. Dujardin-Beaumetz, est actuellement de 14. Le malade, mourant d'inanition, pouvait à peine prendre quelques gouttes de bouillon ; depuis qu'il a subi l'opération, il mange toutes sortes d'aliments. Arrivé à Paris le 16 février, il pesait 114 livres, il en pèse aujourd'hui 123. C'est la première fois qu'on applique l'électrolyse linéaire aux rétrécissements de l'œsophage. Le succès a été complet. »

OBSERVATION II.

Rétrécissement cicatriciel de l'œsophage guéri par l'Électrolyse linéaire. Maintien de la guérison depuis 13 ans.

Le 8 juin 1870, le Dr Rivière, de la Ferté-Milon, nous adressa une jeune fille, âgée de 19 ans, atteinte de rétrécissement cicatriciel, suite de brûlures par une gorgée de potasse d'Amérique.

« Jusqu'à ce moment, disait notre confrère, elle pouvait absorber des aliments liquides ; mais aujourd'hui, l'obstruction est complète. L'insuffisance de l'alimentation par des lavements nutritifs ne tarderait pas à se manifester par une terminaison fatale. »

La malade est dans un état de maigreur extrême, ne pouvant presque plus marcher. Les olives et les sondes sont arrêtées à 31 centimètres des incisives. Après de nombreux tâtonnements, nous finissons par traverser le rétrécissement avec une bougie urétrale n° 12. La sténose a une longueur de 7 centimètres ; elle est généralement infundibuliforme dans son quart supérieur, où elle mesure 5 millim. de diamètre ; dans le reste de son étendue, elle a 3 millim. environ et ses parois sont rugueuses.

La malade a été guérie après 16 séances d'électrolyse, le passage de bougies œsophagiennes et l'alimentation artificielle au moyen d'une sonde.

Pendant le traitement elle avait augmenté de 25 livres.

Cette malade est guérie depuis treize ans ; elle ne s'est jamais sondée, elle mange toutes sortes d'aliments et jouit d'une parfaite santé.

La guérison de ce rétrécissement est remarquable à plusieurs points de vue. Elle prouve d'abord que la dilatation obtenue par l'électrolyse linéaire dans les rétrécissements œsophagiens est complètement acquise et ne nécessite pas de cathétérisme consécutif comme les rétrécissements urétraux.

Elle prouve aussi qu'on peut obtenir la guérison des rétrécissements de l'œsophage au moyen d'une opération pratiquée par les voies naturelles et beaucoup moins grave que la gastrostomie. Il est extrêmement probable que cette malade n'aurait pas vécu pendant treize ans après une opération dont les résultats sont aussi incertains.

OBSERVATION III.

Rétrécissement cicatriciel de l'œsophage. Electrolyse linéaire. Guérison.

En octobre 1891, le Dr Licke nous adressa un malade âgé de 30 ans, atteint de rétrécissement de l'œsophage consécutif à l'ingestion d'une gorgée d'acide chlorhydrique.

Cet homme, après avoir passé plusieurs semaines à l'hôpital de Laon, échoua dans le service du Dr Horteloup où il ne put être sondé à cause de l'étroitesse de son rétrécissement.

Le jour où nous le vîmes pour la première fois, le malade avait perdu 14 livres de son poids. Aucun aliment solide ne pénétrait dans son estomac, et il se nourrissait seulement de bouillon et de lait.

Son rétrécissement siégeait à 16 centimètres 1/2 des incisives ; il avait une longueur de 2 centimètres environ. Il était tellement étroit qu'il admettait seulement une bougie urétrale n° 8.

La première séance d'électrolyse eut lieu le 7 décembre et dura 35 secondes. Après l'électrolyse, faite avec 22 milliampères, nous pûmes introduire une bougie urétrale n° 17.

Deuxième séance, le 9 décembre : 23 milliampères ; 30 secondes de durée ; bougie 22.

Troisième séance, le 11 décembre : 12 milliampères ; durée 20 secondes ; bougie 24. Le malade a mangé des aliments solides, il s'est nourri de choux de Bruxelles et de cervelle de mouton et il se sent beaucoup plus fort.

Quatrième séance, 14 décembre ; 20 milliampères ; 25 secondes ; le malade a gagné 3 livres de son poids.

Cinquième séance, le 8 janvier 1892 : 20 milliampères ; durée, 25 secondes ; bougie 30.

Sixième séance le 11 janvier : 20 milliampères ; 25 secondes de durée. On passe une bougie œsophagienne de 15 millimètres de diamètre. Le malade prend toutes sortes d'aliments, il est redevenu vigoureux, il pèse 127 livres et il se considère comme guéri.

Nous n'avons pas revu ce malade.

OBSERVATION IV.

Rétrécissement de l'urétre. Electrolyse linéaire.
Guéri depuis 11 ans.

Le 25 mars dernier, M. C..., 40 ans, employé dans une fabrique d'huiles à Saint-Denis, s'est présenté à notre consultation pour être sondé. Nous lui avons passé une bougie n° 23 ; ce malade urine trois fois par jour, jamais la nuit, son urine est parfaitement claire.

Il était autrefois atteint de rétrécissements. Il nous fut adressé, le 9 mai 1892, par le Dr Weiss. Il se trouvait dans un état lamentable, urinait toutes les heures la nuit comme le jour et était atteint d'une goutte militaire intense. Il urinait goutte à goutte, ses mictions étaient douloureuses. Il souffrait tellement pendant le coït qu'il y avait renoncé depuis plusieurs mois.

Le malade était affecté de trois rétrécissements situés : le premier à 11 cent. du méat urinaire avec un diamètre de 2 millim. ; le deuxième, de même diamètre, à 12 cent., et le dernier, ayant seulement un millim. de diam., à 17 cent. de profondeur.

L'opération de l'électrolyse linéaire eut lieu le 16 mai 1892. Avec un courant de 25 milliampères, les trois rétrécissements furent franchis en 25 secondes.

Passage de la bougie n° 22, suivi d'un lavage antiseptique. Il y eut une douleur insignifiante, deux ou trois gouttes de sang ; pas de fièvre consécutive.

Le malade revint le 28 mai, on passa la bougie n° 22. La même bougie fut passée le 17 juin et le 29 octobre de la même année.

Aucun sondage ne fut fait pendant un an. Le 16 octobre 1893, on passa la même bougie. Rien jusqu'en 1894.

Le 16 avril 1894, la même bougie passa encore avec la même facilité. Le malade resta deux ans ans et demi sans se faire sonder.

Le 28 décembre 1896, on passa la même bougie. Il y eut cette fois un repos de 6 ans.

En novembre 1902, le rétrécissement présente une certaine tendance à se reproduire. On passe les bougies nos 15 et 16.

En janvier 1903, on passe 16, 17 et 18.

Le 25 février 1903, on passe le 21.

Enfin, en mars 1903, les bougies 21, 22 et 23 passent avec facilité.

On ne saurait trop le répéter, les variétés individuelles de rétrécissements sont extrêmement nombreuses ; celui-ci se fait remarquer par le maintien de sa guérison pendant un grand nombre d'années, et par la facilité de sa dilatation lorsqu'il tend à se reproduire Il est rare qu'un rétrécissement traité par l'urétrotomie interne se maintienne guéri pendant un si long temps avec un si petit nombre de cathétérismes.

OBSERVATION V.

Rétrécissement de l'urètre guéri par l'Électrolyse linéaire. Maintien de la guérison après 9 ans.

J..., garçon de bureau au ministère de l'Instruction publique, 41 ans, se présente le 5 mai 1894, avec un rétrécissement unique siégant à 16 centimètres du méat urinaire, et de deux millimètres de diamètre.

Le malade eut une urétrite mal soignée sept ans auparavant. Il ressentit les premiers symptômes du rétrécissement deux ans après l'urétrite, avec accompagnement de goutte militaire.

Au moment où le malade se présente, la miction est fréquente, difficile et douloureuse. L'urine est claire.

L'opération de l'électrolyse linéaire a lieu le 5 mai 1894. Avec un courant de 14 milliampères, le rétrécissement a été vaincu en un espace de temps qu'on peut évaluer à 12 secondes.

Passage de la bougie 25, lavage antiseptique. Pas de sang, douleur insignifiante, pas de fièvre consécutive.

Le lendemain le malade reprend ses fonctions.

Nous étant informés de sa santé, le malade nous a répondu par les lignes suivantes, le 1er mars 1903 :

« Jusqu'en juillet 1902, je passais mensuellement, la sonde no 25 ; puis, j'espaçais et petit à petit, je cessais tout soins, estimant la guérison complète et n'ayant éprouvé aucune gêne depuis. »

Cette observation prouve l'innocuité de l'opération, la rapidité de la guérison et le maintien de la guérison pendant un grand nombre d'années malgré le petit nombre de cathétérisme.

OBSERVATION VI.

Rétrécissement grave traité et guéri par l'Électrolyse linéaire.

Le 1er octobre 1899, M. B..., âgé de 34 ans, employé à la Cie Parisienne du Gaz, et demeurant à Paris, rue Affre, se présente à nous dans un état assez précaire, pour être traité par l'électrolyse linéaire.

A l'âge de 17 ans, le malade contracta une urétrite; deux ans plus tard, il eut des symptômes de rétrécissements. Il a été atteint plusieurs fois de rétention d'urine.

Depuis 18 mois, la miction est difficile, et depuis environ 6 mois l'émission de l'urine s'accompagne de douleurs intenses.

Il y a quelques jours, le malade est entré dans une clinique de la rive gauche où on devait lui pratiquer l'urétrostomie. Le rétrécissement étant très étroit, on a placé une bougie filiforme à demeure. Mais le malade n'ayant pu la supporter, est sorti de la clinique. Au moment de l'opération il urine toutes les 2 heures dans le jour et deux ou trois fois la nuit. L'urine est claire, le jet filiforme. Miction très douloureuse; santé altérée.

Examen. — Nous constatons la présence d'un rétrécissement très serré, presque infranchissable, à 15 centim. de profondeur, n'admettant qu'une petite bougie filiforme.

Le lendemain de l'examen, nous pratiquons l'électrolyse linéaire, au moyen d'un courant de 10 milliampères, avec un électrolyseur de petites dimensions, nous franchissons le rétrécissement en une demi-minute. Passage de la bougie n° 20, lavage antiseptique.

Douleur très légère, quelques gouttes de sang. Pas de fièvre consécutive. Dès le lendemain, mictions normales, urine claire.

On a sondé le malade une fois par mois pendant six mois. Au bout de 6 mois on lui passait la bougie n° 22. Ensuite il a été sondé tous les six mois. Le 12 octobre 1901, on passait la bougie n° 24. Depuis cette époque il est resté quinze mois sans être sondé. A la fin de février 1903, nous lui avons passé le n° 24. La guérison est définitive.

Cette observation, comme la précédente, prouve, non seulement que l'électrolyse est une opération inoffensive, mais que la guérison peut se maintenir malgré la rareté du cathétérisme. On observe parfois un phénomène curieux, c'est l'élargissement consécutif à l'opération.

OBSERVATION VII.

Rétrécissement de l'urètre. Electrolyse. Guérison.

M. D..., bijoutier, nous est adressé par le Dr Caire, de Nanterre, dans les premiers jours de janvier 1901.

Le malade est âgé de 43 ans. Il a eu une urétrite à l'âge de 17 ans, et les premières atteintes du rétrécissement se sont montrées il y a environ dix ans.

Il y a 4 ans, il fut pris de rétention d'urine. La rétention s'est montrée deux fois dans les jours qui ont précédé l'opération. Le malade urine d'heure en heure nuit et jour; le jet est fin, l'urine trouble. Il a beaucoup maigri, il est d'une faiblesse extrême.

Examen. — Il existe trois rétrécissements : à 4 cent., à 11 et à 15. Le dernier, très serré, n'admet qu'une bougie n° 5. Cette bougie sert au malade qui ne peut uriner sans faire le cathétérisme appuyé.

L'électrolyse a lieu le 6 janvier 1901, avec un courant de 19 milliampères. L'opération dure 30 secondes ; elle est pratiquée dans notre cabinet de consultation.

Le malade se remet peu à peu, on lui passe une bougie n° 20, le 28 janvier ; le 23 février et le 9 mars. Le 2 avril, le 23 mai, le 9 juin, le 3 septembre et le 27 décembre, on passe une bougie n° 22, puis on le sonde tous les trois mois.

Le malade a été sondé trois fois seulement dans le courant de l'année 1902.

Aujourd'hui, 6 février 1903, deux ans après l'opération, on passe la bougie n° 22.

Le malade a pris de l'embonpoint et jouit d'une parfaite santé.

On constate dans cette observation, comme dans la précédente, la parfaite innocuité de l'électrolyse linéaire, et la rapidité de guérison plus grande qu'après l'urétrotomie.

Dans l'urétrotomie, il est urgent de faire une dilatation suivie avec les Béniqué. Cette dilatation intense n'est pas nécessaire après l'électrolyse.

OBSERVATION VIII.

Rétrécissement multiple. Electrolyse linéaire. Guérison.

Un officier supérieur de l'Ecole de guerre, âgé de 37 ans, se présente sous les auspices des médecins majors de l'Ecole de guerre, les Drs Choux et Batsère. Le malade urine tantôt avec un jet filiforme, tantôt goutte à goutte. La miction se fait d'heure en heure dans le jour, mais le malade n'urine pas pendant la nuit. Les mictions sont un peu douloureuses et l'urine est trouble.

Examen. — Nous trouvons quatre rétrécissements, à 2 cent. du méat, à 6, à 18, à 21. Le rétrécissement le plus rapproché du méat a 5 millim. de diamètre, mais le dernier ne se laisse pas traverser par le plus petit des explorateurs.

Le malade est électrolysé le 20 janvier 1901. L'opération, avec un courant de 10 milliampères, a duré 20 secondes ; elle a été pratiquée en présence des docteurs sus-nommés. On passe la bougie n° 28 ; lavage antiseptique.

Le lendemain, 21 janvier 1901, bougie n° 22 ; lavage antiseptique.

Le 24 janvier, bougie 22 ; lavage antiseptique.

L'urètre de cet officier, mesuré avec soin, a 26 centimètres de longueur.

Ce qui nous a engagé à publier cette observation, c'est la visite que nous a faite cet officier deux ans après, en février 1903. Il nous raconta qu'il s'était fait sonder une fois chaque mois après l'opération, pendant six mois, puis une fois tous les deux mois, jusqu'en avril 1902. Mais, depuis cette époque, il ne fut plus sondé.

Craignant un certain degré de récidive, nous avons sondé le malade (3 février 1903).

Nous lui passons successivement les bougies n° 16, 19 et 22. La facilité avec laquelle le 22 a pénétré, nous enhardit à passer une bougie d'un calibre plus considérable. Le n° 24 passe avec une extrême facilité, de sorte que l'urètre de ce malade paraît s'être élargi au lieu d'avoir diminué de calibre.

L'innocuité de l'électrolyse, le retour rapide à la santé, sont manifestes dans cette observation. Nous ferons remarquer, comme dans l'observation précédente, que la dilatation par les bougies a été beaucoup moins nécessaire qu'après l'urétrotomie car le malade n'a pas été sondé plus de dix fois, depuis l'opération jusqu'à ce jour. La guérison se maintient parfaitement.

Un phénomène curieux arrive assez souvent après l'électrolyse. On voit que la bougie n° 22 était introduite dans le rétrécissement après l'opération de l'électrolyse linéaire. Trois ans après, nous avons pu passer la bougie n° 24. Même phénomène a été noté dans l'observation XII du même groupe.

OBSERVATION IX.

Rétrécissement multiple. Electrolyse linéaire. Guérison.

M. T..., voyageur de commerce, 50 ans, se présente le 10 juin 1901 avec un rétrécissement multiple. Ce malade est très perplexe et se demande s'il doit se faire électrolyser ou urétrotomiser. Nous sommes obligé de lui faire la parallèle entre les deux opérations. Il a été dilaté par le professeur des maladies des voies urinaires de la Faculté, mais sans succès. Le professeur lui a alors proposé l'urétrostomie interne. Quelques années auparavant il avait été dilaté par les Béniqué à Vichy.

Les rétrécissements sont consécutifs à plusieurs urétrites dont la première s'est montrée à l'age de 20 ans.

Au moment de l'examen, le 10 juin 1901, la bougie n° 8 passe avec difficulté dans les rétrécissements. Le jet est très fin, la miction difficile, l'urine claire. Les mictions ont lieu 6 fois dans le jour, pendant la nuit.

Il y a trois rétrécissements; le premier, de 4 millim. de diam. à 6 cent. du méat; le deuxième, de 3 millim. à 15 cent., et le troisième à 16 cent. de profondeur; ce dernier à 1 millim. 1/2 environ.

L'opération de l'électrolyse a lieu le jour même. Avec un courant de 10 milliampères, nous traversons les points rétrécis en 20 secondes et nous passons la bougie n° 24. Lavage antiseptique gros jet. Le malade est enchanté.

Le soir même, il voyage imprudemment sur l'impériale d'un omnibus et il est pris d'un accès de fièvre urineuse dans la nuit.

Le malade s'est sondé depuis une fois par mois seulement.

Il revient le 20 février 1903 ; nous lui passons encore la bougie n° 25.

Voilà encore un malade qui avait un rétrécissement très serré et dont la guérison se maintient en pratiquant le cathétérisme une fois par mois seulement, au dire du malade.

OBSERVATION X.

Goutte militaire et rétrécissement traités par l'Électrolyse et suivis de guérison.

M. X..., âgé de 28 ans, se présente le 1er septembre 1902. Il a eu, il y a deux ans, une urétrite aiguë qui a duré un mois. Depuis cette époque, il présente un suintement urétral blanchâtre qu'il fait sourdre tous les matins de l'urètre, mais qui n'est pas assez abondant pour tacher son linge.

Les mictions sont plus fréquentes qu'à l'état normal ; elles ont lieu toutes les deux heures pendant le jour et deux fois pendant la nuit. Le jet d'urine est de dimension moyenne en forme de vrille.

L'urine est claire et présente de nombreux filaments en suspension. L'analyse y décèle des traces d'albumine indosable, des cellules épithéliales vésicales et des leucocytes. Elle est très acide et sa dentité est de 1027. L'urètre mesure 20 centimètres dans le relâchement et 25 centimètres lorsqu'il est tendu.

A l'exploration on trouve deux rétrécissements, le premier à 18 centimètres, le second à 19. Ces deux rétrécissements se laissent traverser seulement par un explorateur n° 12 ; ils ont par conséquent 4 millim. environ de diamètre.

L'électrolyse linéaire a lieu le 1er septembre avec un courant de 10 milliampères La durée de l'opération a été de 20 secondes. La bougie n° 26 a été introduite et une injection antiseptique a été faite aussitôt.

Le 2. — Le malade n'a pas eu de fièvre, la douleur de l'opération a été très minime et il s'est écoulé quelques gouttes de sang après la miction, le jour de l'opération. On renouvelle le lavage antiseptique et on passe la bougie n° 26.

Le 3. — On passe les plus gros Béniqué ; le n° 60 pénètre avec facilité.

Le malade part le troisième jour de l'opération, et il passera les n°s 23 et 24 tous les jours.

Le 31 décembre, il écrit que la guérison est complète et qu'il est très satisfait.

Voilà une guérison de goutte militaire dans l'espace de quatre mois. Le malade est d'autant plus heureux de cette guérison qu'il s'était fait opérer dans le but de se marier. Comme dans le cas précédent, il s'agit ici d'un rétrécissement large et de goutte militaire dont la guérison a été rapide et complète.

OBSERVATION XI.

Goutte militaire et rétrécissement guéris par l'Électrolyse linéaire.

Un clerc de notaire, âgé de 30 ans, et habitant Paris, se présente à nous le 2 octobre 1902.

Sa première urétrite date de l'âge de 20 ans ; il en a eu deux autres depuis.

Depuis deux ans environ, il a éprouvé les symptômes ordinaires de rétrécissement. Les mictions sont à peu près normales, mais il se lève trois fois la nuit.

Le jet est très fin et l'urine trouble. Nous constatons la présence de trois rétrécissements : le premier, siégeant au méat, a 4 millim. 1/2 de diamètre ; le deuxième, situé à 14 centim. a 2 millim. de diamètre seulement. Il en est de même du troisième rétrécissement situé à 14 centim. 1/2.

Le plus petit des explorateurs, le n° 7, franchit les deux derniers rétrécissements avec de grandes difficultés.

L'opération de l'électrolyse a lieu le 3 octobre. L'électrolyseur traverse les rétrécissements dans l'espace de 25 secondes avec un courant de 10 milliampères. Le rétrécissement du méat a été dilaté avec le méatotome. Passage de la bougie 20, lavage antiseptique.

Ce cas, absolument semblable au précédent, doit suggérer les mêmes réflexions. Il nous paraît inutile d'y insister.

OBSERVATION XII.

Rétrécissement urétral et goutte militaire guéris par l'Électrolyse linéaire.

Un garçon de salle d'un des plus grands cafés-restaurants de Paris, âgé de 27 ans, se présente à nous, en 1902, pour être traité d'un rétrécissement de l'urètre.

Ce jeune homme, marié, et négligent comme la plupart des malades, doit partir le surlendemain pour faire ses 28 jours. Il a donc attendu jusqu'au dernier moment et, cependant, il veut être guéri avant son départ.

Ce malade eut à l'âge de 20 ans une urétrite qui dura 3 mois. Dès l'année suivante, les symptômes de rétrécissement se manifestèrent, mais il s'en préoccupa fort peu.

Il y a quelques semaines il se présenta plusieurs fois à l'hôpital Necker où il fut sondé jusqu'au n° 11 de la filière Charrière.

Au moment où nous le voyons, il urine toutes les deux heures pendant le jour et 2 fois pendant la nuit. Les mictions sont très pénibles, elles se font avec de grands efforts et le jet de l'urine est extrêmement fin. Du reste, ce liquide est très clair, et il présente quelques filaments en suspension. Il y a tous les matins, au méat, une goutte de pus jaunâtre.

Au moyen des explorateurs, on constate dans son urètre la présence de six rétrécissements situés : le premier, à 15 centimètres du méat urinaire, le deuxième à 16, le troisième à 17, le quatrième à 18, le cinquième à 19 et le sixième à 22. Ces points rétrécis sont donc échelonnés tout le long de la partie profonde de la portion spongieuse de l'urètre. Le premier rétrécissement offre 5 millim. de diamètre ainsi que le deuxième, le troisième a 3 millim., le quatrième 2 et les 2 derniers n'admettent qu'une bougie filiforme très fine.

L'électrolyse linéaire a lieu le jour même, mais les deux derniers rétrécissements sont tellement étroits, qu'il ne peuvent être traversés par la bougie filiforme qui termine l'électrolyseur. Cependant le temps presse et il faut opérer.

Nous mettons en place une bougie filiforme pendant deux heures, espérant obtenir ainsi un certain degré de dilatation. Celle-ci se produit en effet et nous pouvons introduire la bougie qui termine l'électrolyseur.

Avec un courant de 10 milliampères, les rétrécissements sont franchis en 18 secondes. On fait un lavage antiseptique, que le malade rend avec un gros jet. Il n'y a ni douleur, ni sang, mais le cathétérisme est impossible, à cause, probablement, du spasme urétral.

Le lendemain il n'y a pas eu de fièvre. Il est encore impossible d'introduire une bougie, mais le malade urine avec un gros jet.

Il part le lendemain et il fait très régulièrement son service de 28 jours.

Pendant ce temps et les mois qui suivent, le malade ne s'est jamais sondé.

Nous le revoyons cinq mois après, le 8 janvier 1903, il est complètement guéri de son rétrécissement et de la goutte militaire qui l'accompagnait.

Nous le sondons pour la première fois depuis son opération et nous introduisons la bougie n° 22 sans aucune difficulté.

Voilà une observation type. Rapidement exécutée, elle n'a pour ainsi dire pas provoqué de douleur, et il ne s'est pas écoulé une goutte de sang. Le malade a pu, sans inconvénient, partir dès le lendemain pour son service, et cinq mois après, sans avoir été jamais sondé, on lui passe une bougie n° 22. Il suffit de lire cette observation et de la comparer à l'urétrotomie interne pour comprendre tous les avantages de l'électrolyse linéaire.

OBSERVATION XIII.

Goutte militaire et rétrécissement guéris par l'Électrolyse linéaire.

Un ouvrier chapelier, âgé de 27 ans, eut à l'âge de 19 ans, une urétrite qui dura un mois.

Depuis il est affecté de goutte militaire assez abondante pour tacher son linge. Les mictions ont lieu cinq ou six fois par jour et trois fois chaque nuit. L'urine est trouble, le jet fin et tordu. En explorant l'urètre, on constate la présence d'un rétrécissement de 5 millim. de diamètre au méat urinaire et un rétrécissement de 2 millim. 1/2, à 16 centimètres de profondeur. Le malade est soumis à l'électrolyse linéaire, le 19 août 1902. Avec un courant de 10 milliampères, l'opération dure 20 secondes. On passe la bougie n° 25 et on fait une injection vésicale antiseptique que le malade rend avec un gros jet.

L'opération a lieu à blanc, sans une goutte de sang. Il n'y a pas de fièvre consécutive.

Le lendemain, passage de la même bougie que la veille, lavage antiseptique. On recommande au malade de se sonder toutes les semaines et de faire deux injections par jour avec la solution de Galien.

Nous revoyons le malade à la fin de décembre, tout à fait heureux de la guérison complète de sa goutte militaire. Nous lui avons passé la bougie n° 25.

Revu en février 1903, le malade reste parfaitement guéri.

L'électrolyse ne détruit pas seulement le rétrécissement mais elle produit de grandes modifications sur la muqueuse urétrale enflammée. Contre la goutte militaire nous n'employons que l'électrolyse et l'usage des bougies. Dans presque tous les cas, les malades guérissent en quelques mois. Nous reconnaissons que quelques cas sont réfractaires, mais si on les compare à ceux qui sont soumis à d'autres moyens de traitement on est obligé de reconnaître que l'avantage est au traitement électrolytique, aidé du cathétérisme.

Cette observation démontre comme les précédentes l'innocuité de l'électrolyse linéaire et la rapidité de son action sur les rétrécissements.

OBSERVATION XIV,

Rétrécissement double, Électrolyse linéaire. Guérison.

L..., 32 ans ; vient de Bourges le 3 décembre 1902. Première urétrite il y a onze ans, deuxième il y a cinq ans ; symptômes de rétrécissement consécutifs à la deuxième urétrite. Six abcès urineux dont il est guéri.

Examen. — Deux rétrécissements : le premier, à 18 cent., et le second à 19, ayant, chacun 3 mill. de diam. L'urine est légèrement trouble ; les mictions ont lieu quatre fois la nuit et toutes les deux heures pendant le jour.

L'Électrolyse linéaire à lieu le 4 décembre avec un courant de 10 milliamp. Bougie 25, lavage antiseptique, ni douleur, ni sang.

Le malade revient le lendemain, on lui passe une bougie n° 26 et on fait un lavage antiseptique. Il part le jour suivant.

Le 7 mars, trois mois après, le malade écrit : « Je vais bien, mes urines sont claires, ma goutte n'existe plus, ma sonde passe très bien ».

OBSERVATION XV.

Rétrécissement œsophagien congénital guéri par l'Électrolyse linéaire.

Observation présentée au Congrès de Berne, en 1902 (Extrait des *Annales d'Electrobiologie*, t. V., septembre-octobre 1902).

Le rétrécissement congénital de l'œsophage doit être extrêmement rare si nous en jugeons par l'absence d'observations publiées jusqu'à ce jour. Malgré de minutieuses recherches nous n'en avons trouvé aucune observation.

Les deux suivantes nous paraissent éclairer d'un jour nouveau l'histoire du développement de l'œsophage chez l'embryon.

Nous commencerons par examiner ce point d'embryologie et nous verrons si l'on doit admettre que l'œsophage se développe sur place, entre l'intestin anté-rieur et la fossette buccale, ou bien si ce conduit est un prolongement de l'intes-tin endodermique venant buter contre la membrane pharyngienne, ou encore, comme nous le croyons, si l'œsophage est un prolongement de la fossette buc-cale, venant s'aboucher avec l'intestin antérieur après la disparition de la mem-brane pharyngienne.

Développement de l'œsophage. — Peu de temps après la fécondation, les cellu-les embryonnaires, jusque là uniformes, se différencient en deux couches épithé-liales, l'une intérieure, *l'endoderme*, l'autre extérieure, *l'ectoderme*. Entre ces deux couches épithéliales se développera bientôt le *mésoderme*.

L'embryon s'allonge ; l'une de ses deux extrémités, la plus volumineuse sera la *tête*, l'autre la *queue*.

En même temps, les premières formations organiques se manifestent. L'endo-derme se modifie et forme un tube droit étendu de la tête à la queue de l'embryon. La partie antérieure de ce tube, qui fournira plus tard l'estomac par suite de modifications successives, est *l'intestin antérieur* ; la partie postérieure du tube intestinal formera *l'intestin postérieur*.

Le tube intestinal se modifiera peu à peu pour donner naissance, non seulement à l'estomac, mais aussi à l'intestin grêle et au gros intestin.

Comment l'intestin s'ouvrira-t-il à ses deux extrémités pour donner naissance à la bouche et à l'anus ?

A la queue de l'embryon, extrémité caudale, ou *pôle aboral*, l'ecdoderme se déprime, s'invagine jusqu'à la rencontre de l'intestin postérieur. Cette dépression a reçu de Balfour le nom de *proctodœum*, et la membrane résultant de l'adossement de l'ectoderme et de l'intestin postérieur endodermique constitue la *membrane anale* ou *cloacale*.

L'*anus*, la région anale, résultera de la destruction naturelle de cette membrane.

L'arrêt de développement, qui consiste dans l'imperforation de la membrane cloacale ou dans le défaut d'adaptation du proctodœum et de l'intestin postérieur, constitue la malformation désignée sous le nom *d'imperforation de l'anus*.

A la tête de l'embryon, extrémité céphalique ou *pôle oral*, l'ectoderme s'invagine de la même manière, pour former, selon l'expression de Balfour, le *stomodœum*. Le fond du stomodœum, analogue à celui du proctodœum, vient-il s'adosser à l'intestin antérieur endodermique, sans intermédiaire de mésoderme, pour former la *membrane pharyngienne* tout à fait semblable à la membrane anale ? C'est ce que nous verrons plus loin,

Nous savons maintenant comment se forment les deux ouvertures du tube intestinal, par suite de la disparition de la membrane anale et de la membrane pharyngienne.

Pour l'explication de l'ouverture anale, pour la formation de l'anus, l'accord est unanime, mais il n'en est pas de même lorsqu'il s'agit d'expliquer le point d'union de l'intestin antérieur endodermique et du fond du stomodœum ectodermique.

Ici les auteurs ne s'accordent pas. Selon les uns, le professeur Tourneux, de Toulouse, par exemple, l'œsophage se développerait isolément, entre le stomodœum et l'intestin antérieur, au dépens du mésoderme par conséquent. « Pendant le deuxième mois, dit Tourneux, l'œsophage s'allonge rapidement à mesure que se ferme le cou et le thorax[1]. »

D'autres veulent que l'œsophage, continuation du tube digestif de l'embryon, vienne se terminer à la membrane pharyngienne formée par le fond du stomodœum (Kölliker). D'autres enfin, comme Robin, Cadiat et Renaut, se basant sur des observations personnelles, admettent que l'œsophage n'est pas un prolongement du tube intestinal, mais un prolongement du stomodœum, venant s'aboucher plus tard avec l'estomac, au niveau du cardia. La structure de l'épithélium œsophagien, épithélium malpighien analogue à celui du pharynx et complètement différent de l'épithelium de l'estomac et de l'intestin, semble donner raison à ces derniers auteurs.

Ce sont surtout les rétrécissements congénitaux qui doivent trancher la question. On peut observer, en effet, à la partie inférieure de l'œsophage, le même exemple d'obstruction qu'on observe dans l'imperforation du rectum. Comme dans ce dernier arrêt du développement, l'imperforation peut être complète ou incomplète.

L'observation d'un rétrécissement œsophagien congénital citée plus loin, du Dr Bougon, et celle que nous décrivons dans ce travail, viennent confirmer l'origine ectodermique de l'œsophage selon l'opinion de Ch. Robin, Cadiat et Renaut[2].

1. Tourneux. *Précis d'embryologie humaine*, 1898
2. J. Renaut. *Traité d'hist. pratique*, t. II, p. 543.

Ce qui rend difficile, au début de la vie embryonnaire, l'observation de cette région, c'est que le cou n'existe pas encore chez l'embryon. Au début des formations embryonnaires, le cœur se trouve sous la bouche, et la formation de la membrane pharyngienne se fait au-dessus de cet organe. Ce n'est que plus tard, pendant la formation du cou et du thorax, que le cœur se trouve porté plus bas et que le stomodœum s'allonge en un conduit qui constituera l'œsophage.

Communication du Dr Bougon de Paris. — Notre confrère a observé un cas de rétrécissement congénital de l'œsophage qui a été signalé à la page 211 du IIIe volume de notre *Anatomie descriptive et dissection* (6e édition).

En 1898, naquit un enfant du sexe masculin, bien conformé extérieurement, mais qui ne put rien avaler. Notre confrère, soupçonnant un œsophage imperméable, appela en consultation le Dr Félizet, chirurgien des hôpitaux, qui arriva avec ses sondes. Le diagnostic d'obstruction œsophagienne fut confirmé. La sonde ne put pénétrer dans l'estomac, elle était arrêtée par un cul-de-sac qu'on supposa se trouver au-dessus du cardia. Les injections et les sondes prouvèrent la complète obstruction de l'œsophage. Du reste, malgré les lavements nutritifs employés dans ce cas, l'enfant mourut au bout de huit jours.

Quoi qu'on n'ait pu obtenir de faire l'autopsie, il n'est pas douteux qu'il s'agissait ici d'une obstruction œsophagienne, et que celle-ci était le résultat d'un arrêt de développement de l'œsophage, ce que nous nous proposons d'établir plus loin.

Observation personnelle. — Au commencement du mois de février 1902, un de nos clients nous présenta son fils, âgé de 14 ans, dont il ne pouvait rien faire, étant donné sa santé précaire. Il était très maigre, d'une grande pâleur et ne pesait que 38 kilog. 500 gr., ce qui est peu pour un enfant de cet âge.

Plusieurs médecins avaient été consultés ; tous, sans exception, accusèrent l'estomac, mais aucun n'eut l'idée de pratiquer le cathétérisme de l'œsophage.

Depuis sa naissance, cet enfant s'alimentait mal. Etant en nourrice, il vivait tout juste, mais il ne se développait pas. Il avalait très peu de lait et il en rendait la plus grande partie par régurgitation.

Après le sevrage, on éprouva les plus grandes difficultés pour le nourrir ; il n'avala jamais aucun aliment solide et il rejetait le plus souvent les liquides ingurgités. On croyait à des vomissements tandis qu'il s'agissait de régurgitation ; le petit malade rejetait les matières qui s'accumulaient dans la dilatation située au-dessus du rétrécissement.

Par le cathétérisme nous avons constaté la présence d'un rétrécissement à une profondeur de 30 centimètres, à partir des incisives.

La situation était délicate. L'enfant était si faible de constitution que nous avons ajourné l'opération de l'électrolyse.

L'ayant vu de nouveau un mois après et ayant constaté un dépérissement évident, nous avons décidé d'agir et, avant toute intervention, le père a présenté ce malade au professeur Hayen qui confirma notre diagnotic de *rétrécissement congénital de l'œsophage.*

Avant le commencement du traitement, le jeune malade n'a jamais introduit d'aliments solides dans son estomac : du lait et du bouillon seulement. Pendant un certain temps, cette alimentation liquide se fait régulièrement, mais, tout à coup, il est pris d'accès de spasme qui durent pendant plusieurs jours, et pendant ce temps, le lait ne passe pas mieux que le bouillon, celui-ci pas mieux que le lait.

2

Dans quelle proportion la soudure de l'œsophage à l'estomac s'est-elle produite ? Quelle est l'épaisseur de la paroi œsophagienne au niveau du point rétréci ? Autant de points obscurs sur lesquels ne nous fixent ni l'anatomie, ni l'embryologie. Il nous faut tout attendre du hasard. C'est avec une grande appréhension que nous entreprenons le traitement de ce cas si intéressant.

La *première séance* d'électrolyse linéaire a lieu le 17 mars 1902. Nous introduisons un électrolyseur dont la lame mesure 8 millimètres de hauteur et nous faisons passer un courant de 10 milliampères comme nous avons coutume de le faire dans le traitement des rétrécissements de l'urètre.

Après la séance d'électrolyse, j'introduis dans l'estomac, au moyen d'une sonde n° 19, une bouillie alimentaire composée de bouillon, de jaunes d'œufs, de sucre et de poudre de viande.

19 mars. 2ᵉ séance. — Même courant, même alimentation artificielle.

21 mars. 3ᵉ séance. — Depuis le 19 mars, l'enfant a pu manger de la panade, un filet de merlan et un œuf à la coque, aliments qu'il prend pour la première fois de sa vie. Même alimentation artificielle. Dans cette séance on a employé un électrolyseur dont la lame mesurait 11 millimètres, avec un courant de 30 milliampères et une durée de 5 secondes.

24 mars. 4ᵉ séance. — Même instrument, même sonde, même alimentation artificielle. Depuis sa dernière séance le malade a pu avaler un peu de gigot et des nouilles. Le malade a augmenté de poids : il pèse 40 kilog.

Repos pendant près de deux semaines.

4 avril. 5ᵉ séance. — Répétition de la séance précédente. Quelques crampes d'estomac depuis la dernière séance. L'enfant pèse 40 kilos 1/2.

7 avril. 6ᵉ séance. — Electrolyse ; alimentation artificielle ; on passe la bougie n° 25. L'enfant prend des forces ; les personnes qui le connaissent sont étonnées du changement. Il mange un peu de tout, dit la mère.

11 avril, — L'enfant pèse 42 kilogrammes. Il est dans une crise de spasme. Aucune bougie ne pénètre. Pas de séance.

16 avril. — Les spasmes continuent. Pas de séance.

18 avril. 7ᵉ séance. — Electrolyse avec un électrolyseur à deux lames en or. Alimentation artificielle.

Jusqu'au 14 mai on ne fait que de l'alimentation artificielle avec une petite sonde. Le malade pèse 42 kilog. 500.

14 mai. 8ᵉ séance. — Electrolyse, alimentation artificielle. On passe une bougie n° 27. Mange mieux.

16 mai. 9ᵉ séance. — On dilate avec un dilatateur mécanique dont les deux branches s'écartent.

21 mai. 10ᵉ séance. — Electrolyse ; 25 milliampères, alimentation artificielle. Bougie n° 27.

9 juin. 11ᵉ séance. — Le père nous assure que tous les ans à la même époque, il est pris de spasmes qui durent pendant plusieurs jours. On a trouvé l'enfant beaucoup mieux que l'année passée, mais la bougie 27 ne passe pas. Cet état spasmodique dure un mois. Le malade perd 500 gr. de son poids.

Electrolysé avec 10 milliampères.

9 juillet. 12ᵉ séance. — Electrolyse. On a cessé l'alimentation artificielle.

Si l'œsophage était un prolongement de l'*aditus anterior*, on devrait observer des arrêts de développement, des défauts de soudure, à l'extrémité supérieure de ce conduit, mais non à son extrémité inférieure. Il n'y a, selon nous, après la lecture de nos observations, aucun doute à avoir sur le mode de développement auquel nous nous rattachons et il ne nous paraît pas possible, non plus, de refuser l'épithète de *congénital* aux deux cas que nous venons de rapporter.

OBSERVATION XVI.

Rétrécissement de l'œsophage. Electrolyse linéaire. Guérison.

Mme C..., venant du Sud-Oranais, âgée de 37 ans, est atteinte de rétrécissement de l'œsophage. Elle se présente le 2 octobre 1902. La malade prétend qu'elle a été atteinte d'entérite hémorragique pendant une grossesse qu'elle eût à l'âge de 21 ans. L'année suivante elle eût, dit-elle, une inflammation des voies digestives supérieures. Depuis cette époque elle a toujours avalé difficilement et la dysphagie a fait peu à peu des progrès.

Depuis quelques semaines, elle ne peut plus avaler que des aliments liquides. Elle a tellement maigri, qu'elle est réduite à l'état de squelette.

Examen. — Nous trouvons trois rétrécissements à l'extrémité supérieure de l'œsophage, séparés par un intervalle d'un centimètre. Ces trois rétrécissements ont chacun 8 millimètres de diamètre.

La première opération d'électrolyse linéaire a lieu le 4 octobre.

Nous avons répété cette opération tous les deux jours jusque au 24 octobre. Nous avons passé après chaque séance une bougie de plus en plus grosse.

Le 24 octobre, les rétrécissements sont très dilatés et nous pouvons passer une bougie de 15 millim. de diamètre. La déglutition est devenue facile.

La malade part le 25 octobre.

Les rétrécissements organiques de l'œsophage se distinguent assez facilement des rétrécissements cicatriciels. Il est cependant des cas extrêmement embarrassants. Dans le cas actuel par exemple ; si les renseignements donnés par la malade sont exacts, on aurait à faire à un rétrécissement cicatriciel développé sous l'influence de l'inflammation. Quoi qu'il en soit la guérison, dans ce cas, est parfaitement certaine.

OBSERVATION XVII.

Rétrécissement double. Electrolyse linéaire. Guérison.

Le 9 octobre dernier, M. Romain, médecin-major à Versailles, nous envoie un sous-officier âgé de 30 ans, affecté d'un double rétrécissement. Depuis un an seulement, il a constaté les symptômes d'un rétrécissement devant son origine probablement à une urétrite qu'il avait eue 9 ans auparavant.

Il y a eu cystite il y a environ trois mois, et rechute deux mois plus tard. Les mictions sont très fréquentes, l'urine trouble, le jet très fin.

Après avoir placé à demeure une bougie filiforme, nous pratiquons l'électrolyse le lendemain, et nous passons une bougie n° 22. L'opération se fait à blanc sans une goutte de sang, avec une très légère douleur.

Le lendemain le malade revient en parfait état.

Depuis, il passe la bougie n° 22 toutes les semaines ; il est parfaitement guéri. Nous l'avons revu en mars 1903 ; nous lui avons passé la bougie n° 23.

SECOND GROUPE D'OBSERVATIONS (33)

DE

RÉTRÉCISSEMENTS URÉTRAUX ET ŒSOPHAGIENS

TRAITÉS PAR L'ÉLECTROLYSE LINÉAIRE

OBSERVATION I.

Rétrécissement multiple. Electrolyse linéaire. Guérison.

Un commandant d'Infanterie, âgé de 52 ans, se présente à nous vers le milieu de décembre 1902.

Depuis environ vingt-cinq ans, les symptômes de rétrécissement se sont montrés à la suite d'une urétrite de longue durée.

Aucun traitement n'a eu lieu.

Dans le courant de l'année, le malade a été atteint d'entérite fébrile ayant nécessité un régime très sévère, a duré plusieurs mois et qui est à peine terminée.

Le malade se lève trois fois la nuit, pour uriner, l'urine est trouble et contient de nombreux filaments en suspension. On y trouve des leucocytes abondants, des cellules vésicales.

Au moyen des explorateurs, nous constatons la présence de 3 rétrécissements situés, le premier à 6 centimètres du méat, le deuxième à 10, et le troisième à 18. Entre ces 3 points, on sent manifestement qu'il existe des points rétrécis un peu plus larges.

Le rétrécissement situé à 6 centim. du méat, a 6 millim. et demi de diamètre environ, il a été reconnu au moyen de l'explorateur nᵒ 20, qui a traversé le rétrécissement avec un certain degré de pression.

Le rétrécissement situé à 10 centim. du méat a laissé passer un explorateur de 5 millim. de diamètre. De même pour le troisième.

L'électrolyse des rétrécissements a eu lieu le 24 décembre avec un courant coutinu de 10 milliampères, et au moyen d'un électrolyseur à double lame dont l'écartement est de 13 millim. nous avons traversé les trois rétrécissements dans l'espace de 40 secondes et nous avons pu aussitôt passer une bougie nᵒ 22, nous promettant de faire un peu de dilatation consécutive.

A la suite de l'électrolyse, nous avons fait une injection antiseptique.

Le malade, ayant passé la journée à Paris, est allé rejoindre son poste le soir. Il est revenu le surlendemain en déclarant qu'il n'avait subi aucun malaise.

Le 26 décembre, nous passons des Béniqué jusqu'au n⁰ 38, mais le malade ne les tolère pas. Nous introduisons plusieurs bougies jusqu'au n⁰ 22.

Le 29 décembre, le commandant revient, mais il n'a pas d'appétit et sa peau est légèrement brûlante. Il eût, le jour du cathétérisme par les béniqués, un accès de fièvre urineuse qui dura pendant la soirée du 26 et les deux journées suivantes. Nous conseillons au malade un repos de quelques jours et il revient le 2 janvier, pour subir une seconde séance de dilatation.

Le 2 janvier nous passons successivement les bougies 18, 22, 23, Il n'y a pas eu de fièvre, après le dernier cathétérisme.

Le 5 janvier dernière séance. Passage des bougies 18, 22, 23 et 24. Le malade passera tous les huit jours, pendant quelques mois, les bougies 22 et 23.

Le 3 mars, nous avons passé les mêmes bougies.

OBSERVATION II.

Goutte militaire. Rétrécissement. Électrolyse linéaire.

M. X..., âgé de 30 ans, habite Montpellier. Il contracta une urétrite il y a environ dix ans, urétrite qui dura pendant plusieurs mois, et à laquelle succéda une goutte militaire que le malade n'a jamais pu guérir malgré tous les traitements employés.

L'urètre examiné présente trois rétrécissements : le premier à 1 centimètre du méat urinaire, le deuxième à 16 cent. et le troisième à 18. Le premier rétrécissement offre un diamètre de 6 millim. ; le deuxième et le troisième ont 3 millim.

L'électrolyse a lieu le 29 décembre. L'opération dure une demi-minute, avec un courant de 10 milliampères. On passe la bougie n⁰ 24, et on aseptise la vessie et l'urètre au moyen d'un injection antiseptique, ce qui avait été fait du reste avant l'opération.

Le 30 décembre, le malade dit n'avoir pas eu de fièvre. Hier, après l'opéra tion, il a marché pendant quatre heures. Après la miction il a rendu deux ou trois gouttes de sang. On renouvelle l'injection antiseptique ; passage des bougies 24 et 26.

OBSERVATION III.

Rétrécissement urétral multiple traité par l'Électrolyse linéaire.

X..., 57 ans, cultivateur, vient des environs de Boussac (Creuse), adressé par un de nos confrères.

Il nie toute espèce d'urétrite et il ne s'est jamais aperçu de l'existence de ses rétrécissements jusqu'en 1900, époque à laquelle il a été pris subitement de rétention d'urine. Depuis cette époque la rétention se reproduit tous les trois ou quatre mois et le malade a été obligé chaque fois de recourir au médecin qui l'a sondé. La dernière a eu lieu à la fin de décembre 1902.

C'est du reste le seul symptôme accusé par ce malade, à part son jet d'urine qui est de dimension moyenne et qui se divise en arrosoir aussitôt sorti de l'urètre.

Les mictions sont à peu près normales, toutes les 3 heures ; l'urine est claire.

Examen. — Il existe trois rétrécissements, le premier à 1 cent. 1/2 du méat, de 5 millim. de diamètre ; le deuxième à 8 cent. de 4 millim., et le troisième à 12 cent. du méat, de 3 millim. environ.

L'électrolyse linéaire a lieu le 7 janvier. Avec un courant de 10 milliampères et un électrolyseur à double lame séparées par un intervalle de 12 millim., les trois rétrécissements ont été franchis en 40 secondes. Légère douleur, deux ou trois gouttes de sang seulement. Passage de la bougie nº 22. Lavage antiseptique : Il est recommandé au malade d'aller se coucher, de ne pas uriner avant quatre heures à partir du moment de l'opération, et de boire quelques tasses de lait.

Le lendemain 8 janvier, le malade revient. Il n'a pas eu de fièvre la veille, on lui passe la bougie nº 25 et on renouvelle le lavage antiseptique de la veille. Le malade partira le 9 au matin avec recommandation spéciale de passer une bougie nº 22 toutes les semaines.

Le 10 mars, le Dr Desfosses, de Boussac (Creuse), qui nous avait adressé ce malade, nous écrit : « J'ai vu plusieurs fois votre opéré depuis son retour : Il va très-bien : il urine a plein jet. Je le sonde tous les douze ou quinze jours. Je le considère comme guéri ».

OBSERVATION IV.

Rétrécissement urétral unique. Electrolyse linéaire. Guérison.

Le 5 janvier 1903, notre confrère le Dr Pons, de Poitiers, nous consulte au sujet d'un de ses clients qu'il désire faire électrolyser.

Le malade se présente dans notre cabinet le 12 janvier où il est opéré et il part, le lendemain 13, pour Poitiers, parfaitement guéri.

M. X..., âgé de 44 ans, a eu une urétrite à l'âge de 20 ans. Les symptômes de rétrécissement se sont montrés il y a dix ans et ont fait des progrès insensibles. Dans ces derniers temps il a eu deux atteintes de rétention d'urine, ce qui l'a décidé à consulter le médecin.

L'urine est légèrement trouble, les mictions sont fréquentes surtout le jour, le jet est très fin et tombe sans force.

Au moyen des explorateurs on constate la présence de 3 rétrécissements : Le premier, de 6 millim. de diamètre, est situé à 12 centim. du méat urinaire ; le deuxième, de 2 millim, siège à 18 centim., et le troisième, encore plus étroit, ne laisse passer aucun explorateur, mais seulement une bougie filiforme.

L'opération d'électrolyse a lieu immédiatement. Avec un courant de 10 milliampères et un électrolyseur à double lame, nous franchissons les rétrécissements en 25 secondes, sans qu'il s'écoule une goutte de sang, et sans que le malade ait éprouvé une douleur quelconque.

Nous passons la bougie 22 et nous faisons un lavage antiseptique. Après l'opération, le malade va rendre visite à des parents qui habitent Neuilly-sur-Seine.

13 janvier. — Le malade revient, il n'a pas eu de fièvre, on lui passe de nouveau la bougie 23, puis la bougie 24, on lui fait un lavage antiseptique, et il part le jour même pour Poitiers.

Le 9 mars, le confrère nous écrit : « Votre opéré va pour le mieux.

« Il passe sa bougie nº 22 tous les huit jours et urine fort bien.

« Quand je pense, m'a-t-il dit, aux formidables accidents de rétention que j'ai
« éprouvés et dont je suis aujourd'hui débarrassé, il me semble que je suis en
« Paradis. »

OBSERVATION V.

Rétrécissement œsophagien causé par un néoplasme, traité et amélioré par l'Electrolyse linéaire.

Vers la fin de décembre 1902, un homme âgé de 56 ans, habitant Sceaux, se
présente à notre consultation pour être traité d'un rétrécissement de l'œsophage.

Il y a environ deux ans, le malade s'est plaint d'une légère dysphagie. Ce symptôme a fait des progrès insensibles, et depuis trois mois les liquides seuls
arrivent à l'estomac.

Le malade n'éprouve aucune douleur locale, mais il a considérablement maigri
et a perdu 25 livres environ. Il pèse aujourd'hui 51 k. 500 gr. Il se plaint de
douleurs très intenses dans la région des reins.

L'exploration par les olives permet de constater la présence de deux rétrécissements : le premier, situé à 18 centimètres des incisives, se laisse traverser par
une olive de 8 mill. de diamètre ; le deuxième siège à l'extrémité inférieure de
l'œsophage, à 40 centimètres des incisives.

Ce dernier rétrécissement, qui paraît plus important, se laisse traverser par
une petite olive de 4 millimètres de diamètre. Ses parois sont manifestement
rugueuses, et le rétrécissement paraît avoir une longueur de deux à trois centimètres.

Le 30 décembre. — Première séance de l'électrolyse linéaire, qui donne une
légère dilatation du rétrécissement inférieur où nous pouvons faire passer
immédiatement une sonde œsophagienne.

Le 2 janvier 1903. — Deuxième séance d'électrolyse. Le cathétérisme est
défectueux, cependant il existe un certain degré de dilatation puisque nous
pouvons introduire une sonde de 6 millim. de diamètre au moyen de laquelle
nous introduisons dans l'estomac 300 grammes de bouillie alimentaire composée de 3 jaunes d'œufs, de 30 grammes de poudre de viande, de 30 gr. de sucre
râpé et de bouillon concentré. Le malade n'ayant pu prendre un lavement de
bouillon que nous lui avions prescrit, nous le lui administrons nous même.
L'expérience nous a démontré que les lavements portés à 20 centimètres au
dessus de l'anus au moyen d'une sonde sont plus facilement tolérés par les
malades.

Le 3 janvier. — L'électrolyseur franchit parfaitement le rétrécissement. Son
introduction est facilitée par une olive artificielle de cire à cacheter que nous
plaçons à l'extrémité de l'électrolyseur. Même bouillie alimentaire introduite
dans l'estomac, même lavement.

Le 5 janvier. — Quatrième séance d'électrolyse. Après avoir vainement essayé
de faire pénétrer dans le rétrécissement plusieurs instruments, on fait pénétrer
un scarificateur qui produit, sans la moindre douleur, une dilatation suffisante
de l'œsophage pour y faire passer une bougie de 10 millimètres de diamètre.
Même système d'alimentation au moyen de la sonde.

Le 8. — Cinquième séance. Le malade, pesé de nouveau, a perdu 500 grammes de son poids. Cependant son état est très amélioré. Il a pu manger, la veille et l'avant-veille, une cervelle de mouton sans aucune difficulté. Les aliments liquides passent beaucoup plus facilement qu'autrefois, le malade se sent mieux. Nouvelle séance d'électrolyse, même bouillie alimentaire que de coutume.

Le 9. — Sixième séance. Électrolyse du rétrécissement. Bouillie alimentaire. Le malade, qui vient chaque fois de Sceaux, se trouve moins fatigué que de coutume. Après l'opération on a passé une bougie de 11 millim. de diamètre.

Le 10. — Septième séance. Électrolyse du rétrécissement, continuation de l'alimentation artificielle. Spasme manifeste de l'œsophage, on a été forcé de se servir d'une petite sonde de 6 millim. pour introduire la bouillie alimentaire. Le malade mange beaucoup mieux, il prend du café au lait avec du pain ; il mange une cervelle tous les jours et il déclare que tous les aliments solides et liquides passent bien :

Le 12 janvier. — Huitième séance. Le malade a très bonne mine, il a mangé des aliments liquides et solides, du veau et du pain, sans le moindre inconvénient; il a augmenté de poids, 800 grammes. Nouvelle opération, alimentation artificielle comme de coutume.

Le 14 janvier. — Neuvième séance. Même séance d'électrolyse, même alimentation.

Le 15 janvier. — Dixième séance. Le malade mange toutes sortes d'aliments. Il est devenu plus fort, son teint est meilleur, il n'a plus la coloration jaunâtre des premiers jours, le malade est plein de gaîté et tout le monde, dans son entourage, le félicite sur les progrès de sa santé.

16 janvier. — Onzième séance. On continue l'alimentation artificielle, nouvelle opération d'électrolyse, le malade est très bien.

17 janvier. Douzième et dernière séance.

A la fin de février l'amélioration persiste et le malade s'alimente. L'électrolyse linéaire a produit dans ce cas un effet merveilleux, en permettant au malade de mieux s'alimenter. Ce malade a présenté une particularité fort étrange, il a été toujours impossible de traverser le rétrécissement avec des bougies œsophagiennes, et cependant il est certain que la dilatation faisait des progrès puisque le malade s'alimentait de mieux en mieux.

OBSERVATION VI.

Rétrécissements graves de l'urètre traités par l'Électrolyse linéaire et rapidement guéris.

Un confrère du département du Nord nous adresse M. X..., professeur, pour être traité d'un rétrécissement très sérieux. Le malade ne peut partir au jour convenu, étant atteint de fièvre urineuse, et il se présente à nous le 3 janvier 1903.

Agé de 44 ans, M. X... a eu une blennorrhagie à l'âge de 20 ans, suivie de plusieurs autres. Il fut atteint de cystite aiguë en 1887. Depuis cette époque, les symptômes de rétrécissement se sont montrés. Rétention d'urine en 1890.

Malgré les conseils qui lui ont été donnés, le malade s'est sondé très irrégulièrement, ce qui tient à son extrême sensibilité et à sa pusillanimité.

Peu à peu sa situation s'est aggravée, le jet d'urine a considérablement diminué dé volume, et de nombreux accès de fièvre urineuse se sont succédés depuis deux ans. Dans le courant du mois de décembre dernier, le malade a eu cinq accès de fièvre urineuse.

Etat actuel. — Au moment où le maiade se présente, il y a encore un peu de fièvre, la langue est chargée, la peau chaude, le pouls fréquent. Il urine toutes les deux heures pendant la journée, et il se lève quatre fois pendant la nuit. Le jet est filiforme et sans force.

L'urine est trouble et chargée de nombreux filaments muqueux.

Analysée, l'urine, très acide, d'une densité de 1018, présente une augmentation de chlore, une diminution de l'urée et de l'acide phosphorique et 22 centigr. d'albumine et de pus.

Nous constatons dans l'urètre la présence de quatre rétrécissements. Le premier, de deux millim. de diamètre, est situé à un demi-centimètre en arrière du méat urinaire. Le deuxième, de même diamètre, se trouve à 14 centimètres de profondeur ; le troisième, à 15, et le quatrième à 16. Ce dernier rétrécissement n'admet pas le plus petit des explorateurs, se laisse seulement traverser par une bougie filiforme très fine. Il existe manifestement plusieurs rétrécissements situés plus profondément, mais il n'est pas possible d'en préciser le nombre et le diamètre.

Opération. — L'électrolyse linéaire a lieu le 5 janvier. Le premier rétrécissement étant très étroit a nécessité la méatotomie faite vers la partie supérieure de l'urètre. Un électrolyseur a deux lames, avec un écartement de 12 millim., a pu être introduit. Les rétrécissements demi-durs ont nécessité 45 secondes pour la pénétration de l'instrument. Après l'opération, il a été impossible d'introduire une bougie pour cause de spasme ; on a fait un lavage antiseptique sans sonde, que le malade a rendu avec un gros jet.

La méatotomie a été faite sans douleur appréciable et à peu près sans hémorragie, à cause de l'emploi local de la cocaïne et de l'adrénaline.

Quoique le malade soit d'une extrême sensibilité, l'opération n'a pas été très douloureuse.

Le 6 janvier. — Le malade n'a pas eu de fièvre : on lui passe les bougies 18 et 19. Le cathétérisme est très douloureux. On renouvelle le lavage antiseptique. Le malade partira le lendemain 7, avec recommandation expresse de passer, tous les huit jours, les bougies 16 et 18. Il continuera, pendant deux mois, l'usage des capsules du Dr Saison, au salol, camphre et térébenthine.

Le 7 janvier. — Le malade part en très bon état.

Le 24 février 1903, le médecin du malade nous donne de ses nouvelles. Etat de santé général excellent. Urines belles. On lui a passé trois fois les bougies 18 et 19. Ce malade se maintient donc guéri, malgré le mauvais état de santé dans lequel il se trouvait au moment de l'opération de l'électrolyse linéaire.

OBSERVATION VII.

Rétrécissement dur, récidivant. Électrolyse. Urétrotomie électrolytique.

Un boucher d'une des principales villes du département du Nord, se présente à nous le 4 avril 1892, urinant presque toujours goutte à goutte, deux fois la nuit, dix fois environ le jour.

On constate dans l'urètre, la présence de 6 rétrécissements : le premier, de 3 millim. de diam. siège à 6 centimètres du méat ; le deuxième, de 3 millim. de diam., à 7 centimètres ; le troisième, à 9, et le quatrième, à 11 ; ces deux derniers mesurant 2 millim. environ. Le cinquième rétrécissement siégeant à 12 cent. du méat ne laisse pas passer le plus petit des explorateurs. Quant au deuxième siégeant à 18 centim ; il est presque infranchissable.

Il est impossible d'introduire l'extrémité filiforme d'un électrolyseur, et on est obligé de placer à demeure, une bougie filiforme pendant 24 heures.

Le jour suivant, après de sérieuses difficultés, on parvient à introduire un électrolyseur avec un courant de 20 milliamp. On parvient à franchir les rétrécissements dans l'espace de deux minutes et demie.

Passage d'une bougie n° 20 ; sonde à demeure pendant vingt heures. Il a été fait un lavage antiseptique. Le malade a perdu quelques gouttes de sang, mais il n'a pas eu de fièvre.

Nous ignorons si le malade s'est sondé.

Le rétrécissement avait complètement récidivé en mai 1901, c'est-à-dire neuf ans après. Le malade revient avec les mêmes rétrécissements.

Le 30 mai 1902, l'opération de l'électrolyse est impossible, à cause de la dureté des rétrécissements et nous sommes forcé de faire *l'urétrotomie électrolytique*, à la suite de laquelle on passe la bougie 22. Le soir de l'opération, le malade a un accès de fièvre urineuse qui le retient au lit le lendemain, mais il peut partir pour son pays deux jours après.

Le 12 janvier 1903, le malade se présente de nouveau et réclame une nouvelle opération. Il assure qu'il s'est toujours sondé une fois par semaine et qu'il est obligé de diminuer sans cesse le diamètre des bougies. Ses rétrécissements ont récidivé, mais il passe cependant la bougie n° 9.

Les mictions ne sont pas très fréquentes, le jet est sans force : l'urine est clairée et contient beaucoup de filaments en suspension.

Nous pratiquons de nouveau *l'urétrotomie électrolitique* avec un courant de dix milliampères. Les rétrécissements sont devenus tellement durs, qu'après avoir sectionné trois fois leur partie supérieure, nous ne pouvons introduire qu'une bougie n° 19.

Au moyen d'un urétrotome convexe, nous sectionnons deux fois la partie inférieure des rétrécissement ; mais nous ne pouvons passer que la bougie n° 21.

14 Janvier. — Le malade n'a pas eu de fièvre et n'a pas perdu de sang. On passe les bougies 21 et 22, on fait un lavage antiseptique. Il part le soir même pour son pays.

Cette observation montre que certains rétrécissements récidivent quoi qu'on fasse, quelle que soit la méthode employée pour le traitement. — En 1892, l'électrolyseur a franchi les rétrécissements en deux minutes et demie, on a passé une bougie n° 20. Neuf ans après, récidive quoique le malade ait affirmé qu'il s'était sondé. Mais ce rétrécissement est devenu très dur et il a été nécessaire de faire l'urétrotomie électrolytique. Après cette opération on a passé la bougie n° 20. En 1903, nous trouvons le rétrécissement encore plus dur et il a été nécessaire de passer plusieurs fois l'urétrotome électrolytique. Ces opérations prouvent surabondamment que l'électrolyse de même que l'urétrotomie électrolytique sont des opérations tout à fait bénignes.

OBSERVATION VIII.

Rétrécissement récidivé. Urétrotomie électrolytique.

Un sous-officier, atteint de rétrécissement multiple, fut électrolysé par nous vers le mois de mars 1898. La bougie n° 21 fut passée. Depuis cette époque, c'est-à-dire depuis cinq ans, le malade ne s'est pas sondé une seule fois, et aujourd'hui, 13 janvier 1903, la récidive est complète.

Quoique le jet soit très fin, les mictions ne sont pas très fréquentes, et le malade n'urine que deux fois dans la nuit. L'urine est légèrement trouble.

Il existe quatre rétrécissements : le premier, au méat (3 millim.); le deuxième, à 14 centim. (3 millim.); le troisième, à 18 cent., et le quatrième, à 20 cent., ces derniers n'admettent qu'une bougie filiforme.

Néanmoins l'électrolyse des premiers rétrécissements peut avoir lieu après que le rétrécissement du méat a été dilaté par la méatotomie. Mais le dernier rétrécissement est devenu dur et ne peut être vaincu par l'électrolyse dans l'espace de deux minutes. Nous pratiquons l'*urétrotomie électrolytique* avec un courant de 10 milliampères. Il s'écoule quelques gouttes de sang. On passe la bougie n° 22 et on fait un lavage antiseptique.

14 janvier. — Le malade revient, il a perdu quelques gouttes de sang dans la soirée; on passe de nouveau la bougie 22, on fait un lavage antiseptique, il part le soir même pour sa garnison.

Cette observation montre encore une fois la bénignité de l'urétrotomie électrolytique. Elle montre encore la durée de l'amélioration par l'électrolyse, puisque le malade ne s'est jamais sondé et que la récidive ne s'est montrée qu'au bout de cinq ans. C'est, en effet, ce laps de temps qui s'écoule en général entre le moment de l'opération et celui de la récidive. Cependant quelques malades guérissent définitivement et la récidive n'a pas lieu.

OBSERVATION IX.

Rétrécissement dur. Plusieurs récidives. Urétrotomie électrolytique.

Il y a environ neuf ans, revenant d'un voyage en Egypte, nous fûmes appelé auprès du marquis de ***, gravement malade.

Agé de 84 ans, le malade était atteint depuis très longtemps de rétrécissement urétral qui avait été mal soigné jusqu'à ce moment. Le malade était atteint d'infiltration urineuse, ayant envahi tout le scrotum et les parties environnantes; il y avait une menace de sphacèle.

Malgré le grand âge du malade et quoique les symptômes fussent assez alarmants, nous pensâmes devoir intervenir afin de produire une dilatation de l'urètre. Le scrotum était déjà noir et des plaques gangreneuses commençaient à se former; nous proposâmes l'*électrolyse linéaire* que le médecin du malade n'approuva pas. Il était tellement convaincu de l'insuccès de l'opération, qu'il refusa d'y assister, alléguant qu'il ne voulait pas se faire le complice du chirurgien. Nous fîmes l'opération avec notre aide habituel.

L'électrolyse linéaire réussit parfaitement, puisque le malade vit encore et, qu'il s'est très bien porté pendant un grand nombre d'années.

Le marquis de ***, homme très sensible, et en même temps pusillanime, se sondait très irrégulièrement, malgré notre recommandation, de sorte que le rétrécissement se reformait peu à peu.

Au bout de six ans, en 1900, une nouvelle opération s'imposait. Le rétrécissement avait acquis un tel degré de dureté, qu'il ne pouvait plus être réduit par l'électrolyse linéaire. Nous pratiquâmes l'*urétrotomie électrolytique*, à la suite de laquelle une bougie n° 20 put traverser le rétrécissement. Quoique le malade eût à cette époque 90 ans, tout se passa régulièrement et il n'y eut aucun accident.

Sur nos conseils, le marquis se sondait fréquemment, mais comme il se servait de bougies de plus en plus petites, le rétrécissement se reproduisait de telle sorte qu'il fallut recourir encore, un an et demi après, à l'*urétrotomie électroly-tique*. L'opération provoqua une douleur assez violente dont le malade se souvint pendant longtemps. Néanmoins, on put introduire une bougie n° 20 et le malade guérit rapidement sans aucun accident.

De même qu'après la dernière opération, le passage des bougies fut incomplet et le rétrécissement récidiva dans le courant de l'année 1902.

Le malade ne passait plus que la bougie n° 5, les urines devenaient ammoniacales et contenaient déjà du pus. Les mictions étaient très fréquentes et le malade se levait quatre fois la nuit. Il résista à nos conseils et partit au commencement de l'été pour sa propriété en Espagne, au voisinage de Barcelone.

Pendant les quelques mois qu'il passa en Espagne, la maladie s'aggrava et, atteint de rétention d'urine, il dut avoir recours à un chirurgien de Barcelone qui lui fit de la dilatation et arriva à passer une bougie n° 9.

Lorsqu'il revint d'Espagne, en novembre 1902, les symptômes allèrent encore en s'aggravant, et le malade, redoutant la douleur, refusait obstinément l'opération. Cependant, la fréquence des mictions augmentait, les urines devenaient plus troubles et il n'était pas douteux que le malade faisait de l'urémie ; car il avait constamment la bouche sèche, la langue noirâtre et un malaise permanent. Il ne se décidait pas à l'opération, cependant, une nouvelle complication, l'incontinence d'urine, et la crainte d'une autre complication plus sérieuse le déterminèrent à se laisser opérer.

Opération. — L'opération de l'*urétrotomie électrolytique* est renouvelée le 15 janvier.

Vu l'appréhension du malade qui se souvenait de la douleur causée par la dernière opération, on procède à la chloroformisation. L'anesthésie a été complète en moins de cinq minutes. L'opération a eu lieu très rapidement. Dans la crainte d'accident immédiat, étant donné le grand âge du malade (93 ans) nous mettons une sonde à demeure, et nous faisons une injection antiseptique dans la vessie.

Cinq heures après l'opération, il s'est écoulé par la sonde un peu plus d'un 1/2 litre d'urine. Nous lavons la vessie avec un liquide antiseptique et nous laissons dans la vessie une certaine quantité de liquide que le malade rend en urinant avec un gros jet.

16 janvier. — Le malade a parfaitement dormi et ne s'est levé qu'une fois dans la nuit, il n'y a pas eu de fièvre.

Nouveau lavage antiseptique de la vessie.

Les urines sont déjà meilleures. On prescrit un cachet de salol de 40 cg. à prendre de deux en deux heures. On alimente le malade qui, généralement, jouit d'un bon appétit.

5 février. — Le malade se porte parfaitement, il n'urine qu'une fois la nuit ; il passe toutes les semaines les bougies n° 15 et 16.

28 février. — La guérison s'est maintenue ; le malade se sonde deux fois par semaine.

Voilà un exemple frappant de la bénignité de l'électrolyse linéaire ainsi que de l'urétrotomie électrolytique. Cette observation montre avec quelle rapidité se reproduisent les rétrécissements chez certains malades. Sa lecture, on en conviendra, est des plus intéressantes et se passe de commentaires.

OBSERVATION X.

Rétrécissement multiple de l'urètre. Electrolyse linéaire. Guérison.

Un docteur en médecine, âgé de 63 ans, habitant le département de l'Eure, se présente le 22 janvier 1903. Des symptômes de rétrécissement se sont montrés depuis l'âge de 22 ans, c'est-à-dire depuis 41 ans. Ils se sont accentués depuis cinq ou six ans. Actuellement, le malade urine toutes les deux heures pendant le jour et se lève cinq fois la nuit. Le jet, très fin, tombe sur les pieds du malade ; l'urine est claire. Douleur légère dans la région hypogastrique.

On trouve, à l'examen, trois rétrécissements : le premier, de 5 millim. de diamètre, à 1 cent. du méat ; le deuxième, à 14 cent. et le troisième à 15. Ces deux derniers ont 3 millim. de diamètre.

L'électrolyse linéaire a lieu le 22 janvier. Avec un courant de 10 milliamp. dans l'espace de 25 secondes, les trois rétrécissements sont franchis. On passe la bougie n° 23. Douleur insignifiante, deux gouttes de sang.

Le malade revient le lendemain, il n'a pas eu de fièvre. On passe la bougie n° 22 ; on fait un lavage antiseptique et le malade quitte Paris le soir même.

Deux jours après, le malade a été pris d'un accès de fièvre urineuse. Il a tenu le lit pendant 24 heures.

Il s'est présenté de nouveau, le 12 février, on lui passe la même bougie et on lui fait un lavage antiseptique.

On croit quelquefois qu'un accès de fièvre urineuse, survenant après une opération sur l'urètre, indique positivement une infection. Nous ne croyons pas qu'il soit possible de l'admettre dans le cas présent, cet accès fébrile n'étant survenu que le troisième jour. Du reste, nous avons pour coutume de parfaitement aseptiser nos bougies, qui sont incapables de produire une infection quelconque.

OBSERVATION XI.

Rétrécissement multiple. Cystite. Electrolyse linéaire. Guérison.

Un capitaine d'infanterie, âgé de 46 ans, se présente le 29 janvier 1903, avec des symptômes de rétrécissements et de cystite. Les mictions sont très fréquentes; elles ont lieu toutes les heures, jour et nuit, elles sont douloureuses, le jet est fin et l'urine est trouble.

Au dire du malade, les symptômes de rétrécissement ne se seraient montrés que depuis un an. Cependant l'urétrite, qui paraît être la cause du rétrécissement, date de vingt-cinq ans.

Examen. — Méat étroit, 4 millim. de diamètre. On trouve encore un rétrécissement de 3 millim. de diamètre à 23 centim. de profondeur, et un autre de même diamètre à 23 centim.

L'électrolyse linéaire a lieu le 29 janvier. Avec un courant de 10 milliamp., les rétrécissements sont franchis dans l'espace de 18 secondes. Le rétrécissement du méat a été dilaté avec le méatotome. Passage de la bougie no 22, lavage antiseptique.

Le 30. — Le malade a uriné toutes les heures, avec douleurs vives après la miction. On fait un lavage antiseptique.

Les jours suivants, on fait un lavage antiseptique et on prescrit au malade de la tisane de queues de cerises, un bain quotidien et deux pastilles d'urotropine matin et soir.

Le 3 février. — Passage de la bougie 22; un peu de sang. Les mictions sont fréquentes depuis deux jours et se renouvellent toutes les heures seulement.

Le 4 février. — Le passage de la sonde a produit une certaine irritation de la vessie. Les mictions ont été plus fréquentes, d'heure en heure, et la douleur plus intense.

Le 6 février. — Le malade a pris de l'urotropine depuis hier. Il n'urine plus que toutes les trois heures. Les douleurs sont beaucoup moindres et l'urine plus claire.

Le 5 mars. — Le malade revient fortement amélioré. Nous passons la bougie no 22.

Le traitement de ce rétrécissement a été plus long qu'il n'est ordinairement, à cause de la cystite déjà un peu ancienne. L'électrolyse linéaire guérit rapidement un rétrécissement, elle est impuissante contre la cystite

OBSERVATION XII.

Rétrécissement multiple, l'un très dur. Électrolyse linéaire. Succès incomplet.

B..., employé, se présente le 3 février 1903, pour être traité d'un rétrécissement multiple.

Il a eu plusieurs urétrites dans sa jeunesse. Les symptômes de rétrécissement existent depuis 25 ans ; le malade est âgé aujourd'hui de 51 ans.

Vers 1883, c'est-à-dire cinq ans après le début de son rétrécissement, le Dr Pengrueber lui fit de la dilatation après laquelle il se maintint en bon état, jusqu'en 1900.

A cette époque, il fut dilaté, au moyen des Béniqué, par le Dr Bazy.

Cette dilatation produisit une amélioration notable qui ne dura que deux ans. La récidive survint au commencement de 1902, elle est complète aujourd'hui.

Le malade urine goutte à goutte, sans jet, son urine est trouble. Les mictions sont à peu près normales dans le jour, mais la nuit il se lève environ deux fois depuis trois mois. Les envies d'uriner sont impérieuses, et la miction s'accompagne d'un certain degré de douleur.

Examen. — On trouve cinq rétrécissements : le premier, de 5 millim. de diam., à 1 cent. du méat, le deuxième, situé à 15 cent., a 3 millim. ; il en existe trois autres, très étroits, à 15 cent. 1|2, à 16 et à 17 ; ils ont chacun moins de 2 millim. de diam.

L'électrolyse linéaire a lieu le 3 février au moyen d'un électrolyseur à double lame. Les premiers rétrécissements sont franchis en quelques secondes, mais le dernier, très dur, résiste.

On change l'électrolyseur pour un autre plus petit à une seule lame. Après avoir franchi le dernier rétrécissement, on passe une bougie n° 16, ce qui nous fait dire qu'il eût mieux valu lui pratiquer l'*urétrotomie électrolytique*,

Le surlendemain, 5 février, le malade est atteint d'un accès de fièvre urineuse, accès violent qui a alarmé à tort la famille et le médecin ordinaire du malade, Nous n'avons jamais vu les accès urineux consécutifs à l'électrolyse linéaire, devoir être pris au sérieux.

Le 8 février. — Le malade revient. On lui passe la bougie n° 16 et on lui fait un lavage vésical antiseptique.

OBSERVATION XIII.

Rétrécissement de l'urètre. Hématurie. Electrolyse linéaire.

Le Dr B..., habitant le Pas-de-Calais, séjourna, en 1899, pendant un mois, à la maison de santé des Frères Saint-Jean-de-Dieu, où nous le traitâmes pour un rétrécissement très serré compliqué de fistule urinaire. Il fut opéré par l'électrolyse linéaire. Le malade guérit.

La guérison s'est maintenue jusqu'en 1903.

Il s'est présenté de nouveau à notre cabinet de consultation, le 31 janvier 1903.

Le rétrécissement a récidivé, on ne passe plus qu'une bougie n° 5, mais il est survenu depuis deux semaines environ, une complication fort inquiétante, une hématurie. Chaque fois que le malade urine, il rend du sang noir, parfois rouge et rutilant, d'une odeur infecte.

En présence de ce symptôme, sur un homme âgé de 63 ans, dont la figure est très pâle et d'aspect cadavéreux, nous pensons qu'il s'est développé dans sa vessie une tumeur qui s'est ulcérée et qui cause l'hématurie. Un calcul pourrait, à la rigueur, expliquer cette hémorragie.

Quoiqu'il en soit, nous allons au plus pressé et nous dilatons l'urètre.

Le malade étant pressé de retourner dans son pays où l'attendaient ses malades, nous le soumettons le jour même à l'électrolyse linéaire et nous passons, immédiatement après, la bougie n° 16. Nous avons procédé au lavage de la vessie.

Le soir même, notre confrère a été pris d'un accès de fièvre urineuse, mais le lendemain tous les symptômes fébriles avaient cessé. Cependant l'hématurie continuait.

Le surlendemain de l'opération, le 2 février, cette hématurie, qui n'avait pas cessé un seul instant depuis son début, avait subitement disparu et l'urine ne présentait plus l'odeur infecte qu'elle avait au moment de l'opération.

Le 5 février, le malade nous écrit que son urine ne renferme plus de sang, que l'odeur n'en est plus infecte et qu'il urine très largement.

Etonné de ce résultat, nous demandons encore des nouvelles le 20 février. Réponse le 21 :

« Je suis de plus en plus satisfait de mon état. Plus de trace de sang dans l'urine qui est devenue bien claire, ayant cependant, à certains moments, une odeur ammoniacale. A trois reprises seulement quelques gouttes de sang à la fin de la miction, laquelle est suivie d'un peu de douleur, pendant une ou deux minutes.

« Régulièrement, tous les deux jours, je me sonde. Le n° 15 passe très bien, j'ai même réussi deux fois à passer le n° 17. Mais, c'était dur, sans cependant souffrir, grâce à la cocaïne.

« Encore une certaine sensibilité au bas ventre plutôt qu'une vraie douleur, mais pas continuelle. Comme état général, excellent appétit, mais forces lentes à revenir.

J'ai repris mes courses en voiture sans trop de fatigue.

« Vous le voyez, j'éprouve une grande amélioration locale, un bien-être que je dois à vos bons soins ».

OBSERVATION XIV.

Goutte militaire. Deux rétrécissements larges. Electrolyse linéaire.

Un employé de commerce ; âgé de 30 ans et habitant Auxerre, nous est adressé le 7 février 1903 par son médecin. Il a eu une première urétrite il y a sept ans, et une deuxième, il y a deux ans. Depuis deux ans il est atteint de goutte militaire, peu intense, ne tachant pas le linge et se manifestant par une petite goutte blanchâtre le matin et par l'adhérence des deux lèvres du méat pendant la journée.

Les mictions sont normales, l'urine claire et le jet de moyen volume.

Examen. — Rétrécissement du méat, de 5 millim. de diamètre ; deuxième rétrécissement à 18 centim. de profondeur (5 millim. de diam.).

L'électrolyse linéaire a lieu le 7 février avec un courant de 10 milliampères et un électrolyseur double. L'opération dure 30 secondes. Bougie n° 25, lavage antiseptique, douleur légère pas de sang.

Le 9 février. — Le malade revient et déclare ne pas avoir eu de fièvre. On renouvelle le passage de la bougie et le lavage antiseptique. Le malade part pour son pays.

Le 3 mars. — Le malade se présente. Bougie n° 25. Goutte militaire en bonne voie de guérison.

OBSERVATION XV.

Rétrécissement multiple, très serré, traité par l'Electrolyse linéaire.

Un garçon grainetier, âgé de 34 ans, se présente le 10 février 1902 pour être traité d'un rétrécissement,

Il a eu plusieurs urétrites et depuis dix ans il a ressenti les premiers symptômes de rétrécissement. Il eut à cette époque sept ou huit rétentions dans l'espace d'un an. Il fut traité à une clinique de la rive gauche et dilaté, mais il ne se souvient pas du degré de dilatation obtenu.

Depuis cette époque, il ne s'est jamais sondé. Aujourd'hui il urine toutes les deux heures pendant le jour et trois ou quatre fois la nuit. La miction est difficile et douloureuse. Le jet est très fin et l'urine légèrement trouble.

Examen. — Nous trouvons six rétrécissements : le premier à 1 cent. du méat et le deuxième à 7 (tout deux ont un diamètre de 5 millimètres environ) ; le troisième à 13 cent. n'a que 2 millim. de diamètre ; le quatrième, à 16 cent. de profondeur, a un peu plus d'un millimètre de diamètre ; le plus petit explorateur parvient à le traverser avec grande difficulté. Quant au cinquième situé à 18 cent., et au sixième situé à 20 cent. du méat, ils sont absolument infranchissables. Cependant, à force de patience, nous parvenons à y introduire une bougie filiforme n° 3. Cette bougie est laissée à demeure pendant vingt-quatre heures, pour obtenir un certain degré de dilatation de manière à permettre l'introduction d'un électrolyseur.

Le lendemain 11 février, l'opération de l'électrolyse linéaire a lieu. Avec un courant de 10 milliampères et un électrolyseur à double lame, nous franchissons les rétrécissements en 20 secondes. Bougie n° 20. Lavage antiseptique, gros jet. Douleur insignifiante, deux ou trois gouttes de sang.

Le 13 février. — Le malade revient parfaitement guéri. On lui passe la même bougie et on lui fait un lavage antiseptique. Le malade n'est pas venu plus tôt parce qu'il se trouvait très bien et qu'il a été émerveillé de son opération.

OBSERVATION XVI.

Rétrécissement multiple traité par l'Electrolyse linéaire.

Un officier d'infanterie, âgé de 34 ans, se présente le 9 février 1903, atteint de rétrécissement.

Comme antécédents, deux urétrites, en 1891 et 1893.

Les symptômes du rétrécissement, au dire du malade, ne se sont montrés que depuis environ un an. Aujourd'hui, les mictions ont lieu toutes les heures avec un jet fin, en vrille. Le malade se lève une fois seulement la nuit. L'urine est légèrement trouble. Il y a un écoulement assez abondant.

Examen. — Méat étroit, diamètre 3 millim. On trouve en outre trois rétrécissements, le premier à 6 centim. de profondeur ayant 2 millim. de diamètre, le deuxième à 12 centimètres et le troisième à 15, ces deux derniers n'admettent qu'une bougie filiforme.

L'électrolyse linéaire a lieu le jour même de l'examen. Avec un courant de 10 milliamp. et un électrolyseur double présentant entre ses deux lames 10 millimètres d'écartement, l'opération a lieu en 20 secondes. On passe la bougie 18, on fait un lavage antiseptique que le malade rend avec un gros jet. Douleur insignifiante, à peine 1 goutte de sang.

Le lendemain 10 février, le malade se présente de nouveau. On renouvelle le passage de la bougie 18, ainsi que le lavage antiseptique. Le malade déclare qu'il n'a pas eu de fièvre après l'opération et qu'il a pu faire son service au ministère où il est employé. Nous recommandons à ce malade de se sonder deux fois par semaine avec les nᵒˢ 14 et 18.

Cette observation de même que les deux précédentes, prouve la bénignité de l'électrolyse linéaire. Il suffit de les parcourir pour être convaincu que l'urétrotomie est incapable de donner de pareils résultats.

OBSERVATION XVII.

Rétrécissement multiple, très serré, traité par l'Electrolyse linéaire.

Un docteur en médecine, installé en province depuis quelques mois à peine, est forcé de revenir à Paris tant il est incommodé par ses rétrécissements.

Nous le voyons pour la première le fois 10 février 1903.

Les symptômes se sont montrés depuis 7 ans, à la suite de deux urétrites.

Il n'a jamais fait aucun traitement et a complètement négligé l'état de son uretère. Aussi les symptômes sont-ils devenus presque alarmants. Depuis un an, il a de l'incontinence d'urine ; ce liquide s'écoule d'une manière continue pendant la nuit et fréquemment dans la journée. Son linge est inondé pendant la nuit, et de même pendant le jour s'il ne satisfait immédiatement les besoins d'uriner. Cette état de choses donne à notre jeune confrère une odeur ammoniacale repoussante.

Examen. — Il existe quatre rétrécissements, à 13 centim. du méat, à 15, à 20 et à 21. Ces quatre rétrécissements sont très serrés, mais les deux derniers sont de prime abord infranchissables. Cependant nous parvenons, après de nombreux tâtonnements, à faire pénétrer dans la vessie une bougie filiforme, nᵒ 3.

L'électrolyse linéaire à lieu, le 11 février, avec un courant de 10 milliampères et un électrolyseur à une seule lame. Nous franchissons les rétrécissements en 25 secondes. Douleur assez vive, deux ou trois gouttes de sang. Bougie nᵒ 17. Lavage antiseptique.

Le 13 février, le malade revient complètement guéri de son incontinence. Il urine largement et n'a pas eu de fièvre. Il est si satisfait qu'il ne permet pas qu'on lui passe une bougie. Il part pour son pays.

Voilà un excellent résultat à l'actif de l'électrolyse linéaire.

OBSERVATION XVIII.

Goutte militaire et rétrécissement multiple traités par l'Electrolyse linéaire.

Le 5 janvier, un ouvrier de Valéry-sur-Somme, nous est amené par son pharmacien. Selon lui il n'aurait jamais eu d'urétrite et il affirme que son linge a été taché de tout temps. Depuis sept à huit ans il a présenté des symptômes de cystite et le jet de son urine est devenu tellement fin que ce liquide sortait goutte à goutte. Son linge est constamment taché et les taches ont une couleur jaune verdâtre.

Le malade urine toutes les deux heures dans le jour et se lève une fois la nuit; son urine est claire et contient quelques filaments en suspension.

En examinant l'urètre, on trouve un premier rétrécissement à un demi-centimètre du méat urinaire, de 5 millim. de diamètre. Il en existe un deuxième à 10 centimètres du méat, de 4 millim. de diamètre. Un troisième et un quatrième rétrécissement siègent à 14 et à 15 centim., et mesurent 3 millim. de diamètre.

Le malade ne s'est jamais sérieusement soigné. Récemment un confrère lui a passé une bougie n° 16, l'a fait saigner et lui a causé de grandes douleurs.

Le malade est soumis à l'électrolyse le 5 janvier. Avec un courant de 10 milliampères, un électrolyseur à deux lames séparées par un intervalle de 12 millim., franchit les rétrécissements en 25 secondes. On passe aussitôt la bougie n° 23 et on fait un lavage vésical antiseptique que le malade rend avec un gros jet et avec une satisfaction non dissimulée.

6 Janvier. — Le malade n'a pas eu de fièvre et il revient enchanté de son opération. Nous passons la bougie n° 26, nous faisons un lavage antiseptique et le malade part le soir même pour son pays avec recommandation de passer une bougie n° 23 tous les huit jours.

A la fin de février, le malade est entièrement guéri, jouit d'une parfaite santé et continue à passer la bougie 23 tous les quinze jours.

Cette observation confirme ce qui a été dit précédemment sur les avantages de l'électrolyse linéaire.

OBSERVATION XIX.

Rétrécissement multiple. Electrolyse linéaire. Guérison.

Un officier supérieur de marine, âgé de 52 ans, vient du Morbihan pour être traité d'un rétrécissement urétral.

Dans sa jeunesse, à l'âge de 18 ans, il fut atteint d'urétrite intense et, depuis, il a toujours eu un léger écoulement qui a taché son linge.

Les rétrécissements, qu'il a constamment traités par le mépris, se sont développés insensiblement et n'ont été accusés par aucun symptôme si ce n'est par la diminution de calibre du jet de l'urine.

Mais, il y a quinze jours, il a été subitement pris de rétention d'urine et il est allé consulter son médecin qui lui a conseillé l'électrolyse.

Actuellement, le malade éprouve de sérieuses difficultés pour uriner et il pratique le *cathétérisme appuyé*, c'est-à-dire qu'il appuie une bougie contre le rétrécissement le plus profond lorsqu'il ne peut pas uriner.

La miction a lieu toutes les deux heures le jour et quatre ou cinq fois la nuit. Le jet d'urine est très fin, en vrille, et assez fort, ce qui indique une certaine force de la vessie. L'urine est parfaitement claire. Analysée, l'urine présente 25 gr. de glucose par litre, des traces indosables d'albumine, des cellules vésicales, et des leucocytes abondants. Les urines sont acides et d'une densité de 1012.

On constate la présence de 4 rétrécissements : le premier de 6 millim. de diamètre au méat urinaire ; le deuxième, le troisième et le quatrième, sont situés à

13, 14 et 16 centimètres du méat ; ces trois rétrécissments ont chacun de 2 à 3 millimètres de diamètre.

L'opération de l'électrolyse a lieu le 7 janvier, avec un électrolyseur dont les deux lames ont 12 millim. d'écartement et avec un courant de 10 milliamp. l'opération a duré quarante secondes. Douleur nulle, quelques gouttes de sang, passage de la bougie n° 20, lavage antiseptique.

Le rétrécissement du meat urinaire a été dilaté par la méatotomie.

Le 8 janvier le malade revient, il n'a pas eu de fièvre, il a perdu quelques gouttes de sang en urinant. On lui passe la bougie n° 25. On fait un lavage antiseptique. Il s'écoule quelques gouttes de sang. Le malade part le soir même, pour Lorient, avec recommandation spéciale de passer les bougies 19 et 22 tous les huit jours.

OBSERVATION XX.

Goutte militaire traitée par l'Electrolyse linéaire.

Le Dr Bétous, de Mont-de-Marsan, nous adresse M.X..., étudiant en droit, âgé de 22 ans, habitant Paris.

Urétrite il y a trois ans ; cet écoulement a duré trois mois ; cinq ou six mois après, la goutte militaire s'est établie et a duré de six à 8 mois. Pendant ce temps elle s'est montrée d'une manière intermittente.

Depuis juillet 1902, jusqu'à la fin de l'année, elle a été permanente.

La matière de l'écoulement est d'une couleur blanche, parfois blanc-jaunâtre et tache le linge.

La miction a lieu toutes les deux heures le jour ; le malade ne se lève pas la nuit. Le jet d'urine est moyen et ce liquide trouble.

Pendant l'hiver de 1901-1902, le malade a été fréquemment dilaté, à l'hôpital Beaujon. Un médecin de la ville l'a également traité par la dilatation avec les Béniqué jusqu'au n° 55.

Examen. — Examiné le 7 Janvier 1903, le malade présente deux rétrécissements dans la région du bulbe ; le premier, à 19 centim. du méat et le deuxième à 20 centim. Ces deux rétrécissements ont environ 5 millim. de diamètre.

L'électrolyse linéaire a lieu le 8 janvier.

Au moyen d'un large électrolyseur à deux lames, et, avec un courant de 10 milliamp. nous avons franchi les deux rétrécissements en une fraction de minute qu'on peut évaluer à 40 secondes.

Légère douleur, pas de sang. Passage de la bougie n° 30. Lavage antiseptique. Le malade sera soumis au traitement suivant : tous les jours 12 capsules salol, camphre et térébenthine, deux injections astringentes et deux cuillerées de rob dépuratif.

Depuis cette époque, le malade a été sondé toutes les semaines et on lui a fait un lavage antiseptique. Le 8 mars, il n'a plus de goutte militaire, mais, comme la goutte a déjà disparu, nous continuerons le cathétérisme et le sondage. Fin mars, guérison complète.

OBSERVATION XXI.

Goutte militaire avec rétrécissement. Traitement par l'Electrolyse.

Un employé de commerce, âgé de 25 ans et devant se marier vers la fin du mois prochain, nous consulte le 9 janvier 1903.

Étant militaire il contracta, il y a deux ans et demi, une urétrite qui dura sept semaines, urétrite sub-aiguë qui ne lui causa pas de violentes douleurs. Depuis cette époque, il a, tous les matins, au méat urinaire une goutte blanche assez volumineuse, mais ne tachant pas son linge. L'urine est très claire, incolore, les mictions normales. Le jet d'urine, de volume moyen, est contourné en vrille.

A l'exploration nous trouvons deux rétrécissements situés dans la région bulbeuse de l'urètre. L'un se trouve à 19 centim. du méat, l'autre à 20. Ils ont un diamètre de 5 millim.

L'électrolyse linéaire a lieu le 10 janvier 1903. Avec l'un des électrolyseurs à double lame les plus volumineux et avec un courant de 10 milliampères, nous pratiquons l'opération qui dure environ 60 secondes. Nous avons remarqué que la muqueuse urétrale se trouve bien modifiée dans des cas semblables ; c'est pour cela que nous introduisons et que nous retirons l'électrolyseur avec une grande lenteur.

Après l'opération, qui a eu lieu presque sans douleur et sans une goutte de sang, nous introduisons avec une grande facilité la bougie n° 26. Lavage antiseptique.

12 janvier. — On passe la bougie n° 27 et on fait lavage urétro-vésical antiseptique. Après l'opération, le malade n'a pas eu de fièvre. — 15 janvier. Passage de la bougie 27. — Le 28 janvier, le malade déclare que la goutte a complètement disparu ; on lui passe la bougie n° 28.

OBSERVATION XXII.

Goutte militaire et rétrécissement, traités par l'Électrolyse linéaire. Guérison.

Un sous-officier, âgé de 28 ans, se présente le 26 janvier 1903. Il a eu, il y a quatre ans, une urétrite qui dura plusieurs mois, et qui fut suivie de goutte militaire qui n'a jamais cessé.

A l'exploration on constate la présence de deux rétrécissements ; le premier, très court, à 21 centim. de profondeur et le deuxième à 22.

L'électrolyse a lieu le même jour. L'opération dure 25 secondes avec un courant de 10 milliamp. On passe la bougie n° 25 et on fait un lavage antiseptique. Douleur presque nulle, pas de sang, pas de fièvre consécutive.

Le lendemain, bougie n° 25, même lavage.

Le 2 février, bougie n° 25, même lavage.

Le malade, revu un mois après, se déclare parfaitement guéri.

Le malade se présente de nouveau le 15 février et le 7 mars, la guérison se maintient parfaitement.

Il est extrêmement rare d'observer une guérison aussi rapide de la goutte militaire. Aussi donnons-nous ce cas comme tout à fait exceptionnel.

OBSERVATION XXIII.

Rétrécissement de l'œsophage de nature indéterminée.

Un employé de commerce, âgé de 36 ans, se présente le 20 janvier 1903, avec de la dysphagie.

Il raconte qu'il a toujours eu de la difficulté pour avaler. Il y a trois à quatre ans, il a été traité pour une dispepsie.

Depuis deux ans, dit-il, un rétrécissement s'est déclaré à la partie supérieure de l'œsophage. Il n'emploie pas moins de 1 h. 1/4 à 1 h. 1/2 pour faire un repas ordinaire. Il y a ceci de particulier que les aliments solides passent avec plus de facilité que les aliments liquides. La déglutition des liquides est extrêmement difficile et il ne peut avaler qu'une cuillerée à café de liquide à la fois. Détail fort curieux, qui ne s'observe jamais dans les rétrécissements de l'œsophage : le malade a augmenté de poids depuis un an ; il a gagné 15 livres. Son poids est de 122 livres.

On constate la présence d'un rétrécissement à l'extrémité supérieure de l'œsophage. Ce rétrécissement a une longueur de 5 centimètres environ. Les parois de ce rétrécissement présentent des rugosités dont on a parfaitement la sensation avec une olive d'ivoire.

On passe une olive de 5 millimètres. Les olives plus volumineuses ne peuvent pas franchir le rétrécissement.

1re séance, le 2 février. — On électrolyse le côté gauche du rétrécissement avec une lame de 10 millim. de hauteur, puis on passe une bougie n° 25 de la filière Charrière.

2e séance, le 4 février. — Passage d'une lame de la même hauteur que la précédente.

De nouvelles séances ont été faites de deux en deux jours en augmentant toujours la hauteur de la lame de l'électrolyseur et le diamètre des bougies. Ces séances ont eu lieu le 6 février, le 8, le 11, le 13, le 18, le 20 et le 23. A chaque séance nous avons eu soin de ne point faire un sillon dans celui de la précédente séance.

Après la dernière séance, le 23 février, le rétrécissement se trouve complétement élargi et nous passons avec la plus grande facilité une bougie œsophagienne de 15 millimètres de diamètre.

Nous n'osons pas pousser plus loin la dilatation craignant de produire une perforation ou une déchirure de ce conduit.

Les fonctions sont parfaitement rétablies au point de vue des aliments. Le malade mange toute espèce d'aliments avec une certaine rapidité. Avant le traitement chacun de ses repas exigeait une heure et demie. Aujourd'hui chaque repas dure encore 50 minutes à cause d'un symptôme particulier que nous avons déjà signalé : les boissons ne sont ingurgitées que par petites gorgées, et très lentement. Il existe chez ce malade une sorte de spasme pharyngien qui empêche le passage des boissons. Ce phénomène, qui nous paraît inexplicable, est la seule cause de la lenteur des repas.

De plus, ce malade, si nerveux, tousse en mangeant, ce que nous attribuons à la pression du bol alimentaire sur le larynx, causée par la contraction de l'extrémité inférieure du pharynx. En effet, en faisant usage de la cocaïne en gargarisme avant le repas, la toux a disparu presque complètement.

OBSERVATION XXIV.

Rétrécissement très serré. Electrolyse linéaire.

Le 15 février dernier, le D^r Ch. Collard, d'Ornans (Doubs), nous adresse un malade âgé de 43 ans et se trouvant dans un piteux état.

A la suite d'urétrites, un rétrécissement s'est montré depuis plusieurs années, et s'est subitement aggravé il y a environ un an. Il a eu une rétention qui s'est reproduite plusieurs fois depuis. Le malade urine goutte à goutte depuis plusieurs mois. Le 10 février dernier, nouvelle rétention, cathétérisme impossible.

Examen : — Hypospadias. Méat étroit, rétrécissement à 17 centimètres de profondeur.

Le rétrécissement est tellement serré que le plus petit explorateur ne peut passer. Nous ne pouvons même pas faire pénétrer une bougie filiforme. Le malade reste sur le fauteuil à opération pendant une heure et demie. Aucune bougie ne passe ; nous en essayons 95. Enfin, à force de patience, une filiforme très fine armée parvient à pénétrer.

Nous laissons le malade au repos pendant deux heures et, au bout de ce temps, nous pouvons visser un électrolyseur sur la bougie.

L'électrolyse a lieu le 13 février ; courant 10 milliampères ; durée 30 secondes.

Quelques gouttes de sang, douleur assez vive, passage de la bougie n° 15, lavage antiseptique. Le malade revient le surlendemain en parfait état de santé urinant normalement. Le jour suivant, il part pour son pays. Fin mars, il écrit qu'il est parfaitement guéri.

OBSERVATION XXV.

Rétrécissement multiple. Electrolyse linéaire. Guérison.

M. L..., âgé de 30 ans, arrive d'Alger le 11 février. Urétrite à l'âge de 18 ans ; symptômes de rétrécissement il y a dix ans environ. Actuellement, il urine toutes les deux heures dans le jour et une ou deux fois la nuit. Le jet est fin et l'urine presque claire.

Examen. — Le méat est rétréci et mesure 5 millim. de diam. Il y a en outre cinq rétrécissements : 1° à 8 cent. (5 millim. diam.) ; 2° à 11 cent. (4 millim.) ; 3° à 15 centim. (2 millim.) ; 4° à 16 centim. (2 millim.) ; 5° à 18 centim., rétrécissement presque infranchissable. On est obligé de mettre une bougie filiforme à demeure.

L'électrolyse a lieu le 30 février et dure 30 secondes avec un courant de 10 milliampères, passage de la bougie 22, suivi d'un lavage antiseptique.

Douleur insignifiante, une simple tache de sang.

Le malade revient deux jours après, urinant avec un large jet et seulement trois fois par jour.

Il part le 18 février, avec la recommandation de passer les bougies 18 et 22 toutes les semaines. Il écrit le 25 mars qu'il est complètement guéri.

OBSERVATION XXVI.

Rétrécissement double. Electrolyse linéaire. Guérison.

P..., représentant de commerce, 33 ans, a eu une urétrite mal soignée, il y a dix ans.

Depuis plusieurs mois il urine fin ; les mictions sont fréquentes, toutes les deux heures dans le jour et deux fois la nuit. Urine légèrement trouble.

Examen. — Le méat étroit, mesure 5 millim. de diam. Il existe deux rétrécissements à 15 et à 18 cent., le premier de 5 millim. de diam.; le deuxième de 3. Complication de goutte militaire.

L'électrolyse a lieu le 18 février, avec un courant de 10 milliampères. Durée 30 secondes ; bougie n° 22 ; lavage antiseptique. Pas de sang, douleur assez vive.

Le malade revient le lendemain, il n'a pas eu de fièvre. On passe la bougie 22 et on fait un lavage antiseptique.

OBSERVATION XXVII.

Rétrécissement. Electrolyse linéaire. Guérison.

Un officier, âgé de 38 ans, vient, le 26 février 1903, du département d'Eure-et-Loir, pour être traité d'un rétrécissement.

Antécédents. — Urétrite il y a dix ans. Symptômes de rétrécissements il y a un an. Cystite en août 1902. Séjour à l'hôpital un mois. Au sortir de l'hôpital, on le sonde avec une bougie n° 18. On pratique de nouveau le cathétérisme en janvier 1903 ; le n° 11 ne passe pas.

Etat actuel. — Le malade urine souvent dans le jour ; il se lève une fois la nuit. L'urine est clair, le jet fin.

Il porte trois rétrécissements : le premier en formation, de 6 millim. de diamètre, à 6 centimètres du méat; un deuxième à 15 centimètres du méat. Ce rétrécissement mesure trois millimètres de diamètre. Le troisième, enfin, situé à 16 centimètres du méat, n'a que deux millimètres de diamètre.

L'électrolyse a lieu le 26 février. Avec 10 milliampères, les rétrécissements sont vaincus en 20 secondes. Passage de la bougie n° 23, lavage antiseptique, gros jet. Douleur très légère, une tache de sang seulement. Pas de fièvre consécutive.

Le lendemain, 27 février, même bougie, même lavage ; le malade part le soir même, avec promesse de se sonder tous les quinze jours avec le n° 23.

Ce malade avait un seul rétrécissement serré, le dernier. Dans un cas semblable, étant donné le développement récent du rétrécissement, on peut être à peu près certain que l'électrolyse vaincra le rétrécissement en un temps très court. Il faut avouer que cette opération offre une bénignité absolue. Notre expérience nous a appris que, dans un cas semblable, le cathétérisme est presque inutile. Nous ne le recommandons qu'à titre exceptionnel.

OBSERVATION XXVIII.

Rétrécissements larges, suintement urétral. Electrolyse linéaire.

Le 4 mars 1903, un cocher, G..., âgé de 43 ans, nous consulte pour une douleur au périnée qui le tourmente depuis une quinzaine d'années, et située en avant de l'anus. Il a consulté les chirurgiens de l'hôpital Necker.

L'un lui a passé un explorateur quelconque et lui a dit qu'il n'avait rien. Un autre lui a passé les béniqués jusqu'au 50, et lui a dit qu'il n'avait pas de rétrécissements. Un autre lui a fait des instillations. Pourquoi, puisqu'il n'y avait pas de rétrécissements et, par conséquent, pas d'urétrite postérieure ? Ce malade, désespéré de son état, renonce à se marier.

Convaincu que ce malade a un rétrécissement et sachant par l'expérience que les rétrécissements larges passent souvent inaperçus, nous examinons le malade un peu incrédule, et nous lui expliquons comment un urètre, sur un homme de grande stature, à diamètre égal partout, doit laisser passer un explorateur dont l'olive peut mesurer 5 millim. de diamètre.

A l'examen. — Nous constatons la présence d'un rétrécissement à 19 centimètres de profondeur, rétrécissement dévoilé par un explorateur n° 20 et ne permettant pas le passage du n° 24. Ce n° 24 nous fait constater à son passage à un autre rétrécissement à 9 centimètres du méat.

Cet homme a donc bel et bien un rétrécissement large et même deux. On l'a examiné avec des explorateurs trop petits. Ce rétrécissement a donné lieu à l'urétrite postérieure qui se manifeste chez ce malade par la douleur périnéale, par l'excessive sensibilité de l'uretère postérieur pendant le cathétérisme et par la présence d'une goutte de liquide muqueux au méat urinaire, le matin.

Le 6 mars, nous faisons l'opération de l'électrolyse linéaire avec un électrolyseur à deux lames séparées par un intervalle de 13 millimètres. Durée, 25 secondes.

Quelques gouttes de sang colorant le liquide de l'injection antiseptique. Nous ne passons pas de bougies.

Le 11 mars, bougie n° 26. Amélioration.

OBSERVATION XXIX.

Rétrécissement large. Électrolyse linéaire. Guérison.

Le 2 mars 1903, nous recevons la visite d'un fonctionnaire, âgé de 36 ans et habitant le département de Seine-et-Oise.

Le malade a un passé génital formidable. A 15 ans, spermatorrhée (le malade n'avait pas encore vu de femme). A 18 ans urétrite, à 20 ans, nouvelle urétrite. Plusieurs épididymites, suintement urétral depuis près de 20 ans. Depuis trois mois, goutte militaire intense formée d'un pus jaune et verdâtre qui tâche fortement la chemise. Le malade est marié et sa femme n'a rien contracté, quoique les rapprochements soient très fréquents.

Urine normale ; mictions normales.

Examen. — Il existe deux rétrécissements larges, le premier à 10 cent. du méat et le second à 19 centimètres. Le premier a un diamètre de 6 millimètres, le second de 4 millimètres.

L'opération de l'électrolyse linéaire a lieu le 4 mars. Avec un courant de 10 milliampères et un large électrolyseur à double lame, nous parcourons lentement l'urètre, de manière à modifier la muqueuse et nous fendons le rétrécissement. L'opération dure 60 secondes,

Passage de la bougie n° 27. Lavages antiseptiques.

Pas de sang, douleur insignifiante.

Le malade retourne dans sa famille et reviendra dans 8 jours.

Le 11 mars, le malade revient, passage de la bougie n° 28.

Le 26 mars, même bougie, amélioration.

OBSERVATION XXX.

Rétrécissement, goutte militaire. Électrolyse linéaire. Guérison.

Le Dr Bézy, de Sainte-Livrade (Lot-et-Garonne), nous adresse M. X..., négociant, 38 ans, au commencement de février 1903.

Le malade a des mictions fréquentes, le jet est fin, mais l'urine est claire, normale. Il y a une goutte jaunâtre au méat, le matin.

A l'examen on trouve deux rétrécissements ; le premier, de 4 millimètres de diamètre, à 10 centimètres du méat ; le second, de 2 millimètres seulement, à 19 centimètres. Ces rétrécissements sont probablement le résultat d'une urétrite qui remonte à dix-sept ans environ.

L'opération de l'électrolyse linéaire a lieu le 13 février 1903. Avec un courant marquant 10 milliampères au galvanomètre et un électrolyseur à double lame nous franchissons les rétrécissements en 30 secondes.

Passage de la bougie n° 20, lavage antiseptique. Pas de fièvre consécutive. Le malade revient le lendemain, nous passons le 19 seulement.

Il revient le 4 mars. Nous passons facilement la bougie 22 et nous faisons un lavage antiseptique. La goutte du matin a disparu. Le malade quitte Paris le 5 mars.

OBSERVATION XXXI.

Rétrécissement grave. Électrolyse linéaire. Guérison.

Le 4 mars 1903, M. P..., négociant, 50 ans, se présente avec tous les symptômes d'un rétrécissement grave.

Après diverses urétrites dont la dernière remonte à 1895, l'urètre s'est rétréci et les premiers symptômes du rétrécissement se sont montrés il y a environ trois ans.

La lésion a augmenté peu à peu et aujourd'hui 4 mars, le malade présente les symptômes suivants : urine trouble, mictions très douloureuses toutes les heures nuit et jour, le jet est filiforme. La dernière miction a été accompagnée d'un écoulement sanguin que le malade évalue à une grande cuillerée.

A l'examen, on trouve trois rétrécissements à 15, 17 et 19 centimètres de profondeur ; les deux premiers ont 2 millimètres de diamètre, le dernier est à peu près infranchissable. Nous avons eu recours aux bougies filiformes ; la huitième, extrêmement fine, a pu pénétrer.

Nous la laissons à demeure pendant 24 heures. Au bout de ce temps, nous pratiquons l'opération de l'électrolyse linéaire avec un électrolyseur a deux lames, écartées par un intervalle de 10 millimètres. Durée, 10 secondes, avec 10 milliamp.

Nous ne passons pas de bougies et nous retirons de la vessie 700 grammes d'urine tout à fait ammoniacale et tout à fait noire, en un mot sanguinolente.

Le 6 mars, lendemain de l'opération, le malade se présente. Il n'a pas eu de fièvre. Depuis l'opération, il n'urine plus fréquemment : trois fois le jour, deux fois la nuit.

Malgré sa pusillanimité et son horreur des sondes, nous lui passons facilement le n° 22, nous vidons sa vessie contenant encore une certaine quantité de sang et de petits caillots. Nous faisons un lavage antiseptique.

Le malade peut-être considéré comme guéri ; il a repris aujourd'hui ses travaux de bureau.

Le 7 mars il se présente de nouveau : Son urine est parfaitement claire et sans odeur. Les mictions sont normales. Il ne souffre nullement. La guérison est donc complète et nous ordonnons au malade de venir se faire sonder dans trois semaines. Puis tous les mois, jusqu'à son départ pour le Mexique qui doit avoir lieu au mois de novembre prochain.

OBSERVATION XXXII.

Rétrécissement urétral multiple et goutte militaire. Hydrocèle. Traitement du rétrécissement par l'électrolyse linéaire.

Un employé, 40 ans, se présente le 25 février avec une hydrocèle du volume d'un œuf d'autruche et un rétrécissement multiple.

L'hydrocèle a été ponctionné 3 fois. On a même essayé, mais en vain, de faire disparaître l'épanchement par l'électrolyse.

Le rétrécissement a succédé à une urétrite contractée il y a 18 ans. Les mictions sont normales ainsi que l'urine, mais le jet a diminué de volume et il existe un suintement muco-purulent le matin.

Pendant la défécation il s'écoule par le méat un liquide visqueux qui provient de la prostate comprimée par le bol fécal.

Le 4 mars 1903, nous procédons à l'opération. L'hydrocèle est opérée sans que le malade ait eu la moindre sensation de douleur. Le diagnostic étant confirmé, un morceau de glace est placé sur le scrotum. Au bout de trois minutes, injection de cocaïne sous la peau. Deux minutes après, introduction d'un trocart capillaire, écoulement du tiers du contenu de la vaginale suivi de l'injection de 8 grammes d'alcool pur à 90° de manière à modifier le liquide, et de la rendre absorbable.

Aussitôt après l'opération de l'hydrocèle, nous passons à celle des rétrécissements. Ceux-ci sont au nombre de quatre, à 1/2 cent. du méat ; à 1 cent. ; à 19 et à 20, les deux premiers sont larges et mesurent 5 millim. de diamètre ; les deux derniers ont 4 millim. Avec 10 milliampères et une durée de 50 secondes les quatre rétrécissements sont franchis.

Bougies, nᵒˢ 16, 19 et 22. Lavage antiseptique. Pas de sang, douleur à péu près insignifiante.

Le surlendemain, 6 mars, le malade écrit qu'il est en bonne santé qu'il urine largement et que son hydrocèle lui parait en voie de résolution.

OBSERVATION XXXIII.

Goutte militaire. Rétrécissement large. Guérison.

Le 6 mars dernier, le Dʳ Martre, d'Argelès-sur-Mer, nous adresse un malade âgé de 38 ans et habitant Perpignan.

Antécédents. — Première urétrite en 1883, deuxième en 1887 suivie d'épididymite, troisième en 1900 suivie également d'épididymite.

Depuis 1897 il existe une goutte militaire se traduisant chez le malade par une grosse goutte de pus jaunâtre.

Examen. — On constate la présence d'un seul rétrécissement de 3 millimètres de diamètre, à 17 centimètres de profondeur.

L'opération de l'électrolyse linéaire à lieu le 7 mars ; électrolyseur large 10 milliampères, 40 secondes de durée. Passage de la bougie nᵒ 26, lavage antiseptique, deux ou trois gouttes de sang. Douleur assez vive.

⁎⁎

Après l'exposé que nous venons de faire des 50 observations qui précèdent, nous pouvons maintenir les conclusions du mémoire présenté en 1888 à l'Académie de Médecine de Paris, par le Pʳ Richet et le baron H. Larrey, mémoire dans lequel nous décrivions les avantages de l'électrolyse linéaire : rapidité de l'opération, douleur insignifiante, écoulement sanguin presque nul, absence totale de complications, pas de sonde à demeure, possibilité pour le malade de reprendre immédiatement ses occupations.

Un mot d'abord des rétrécissements œsophagiens.

Notre travail contient sept cas de rétrécissements de l'œsophage dont un cancéreux. Ce dernier a été amélioré au point de permettre l'alimentation du malade. Nous savons malheureusement que ce cas est au-dessus des ressources de l'art ; une amélioration donnant une survie est donc un excellent résultat. Les autres cas ont été guéris et, chose remarquable, tandis que les rétrécissements urétraux nécessitent, dans presque tous les cas, l'usage d'un cathétérisme consécutif, les rétrécissements œsophagiens restent avec leur dilatation acquise.

Nous avons 43 rétrécissements urétraux. L'opération de ces rétrécissements a été rapide, puisque tous, sans exception, ont été opérés dans un laps de temps qui n'a jamais dépassé *60 secondes*.

La *douleur* a été nulle ou insignifiante, ainsi que nous l'avons toujours soutenu. On trouve cependant, mais à titre exceptionnel, des sujets qui ne peuvent même pas supporter le contact d'une bougie.

L'*écoulement sanguin* a été également nul ou insignifiant.

Nous n'avons eu à signaler aucune *complication*. Dans quelque cas, nous avons noté un accès de fièvre urineuse plus ou moins tardif (3 fois sur 47). (Observations I, X et XII du second groupe).

La *sonde à demeure* n'a été placée sur aucun de nos malades.

Aucun n'a dû *tenir le lit*, excepté les trois malades qui ont eu un accès de fièvre. Deux jours de chambre ont suffi.

La *bénignité*, l'*innocuité* de l'électrolyse linéaire nous paraissent aujourd'hui bien démontrées, de même que celles de l'*urétrotomie électrolytique* qui a été pratiquée 3 fois sur 47 cas à cause de la dureté des rétrécissements. (Observations VII, VIII et IX du second groupe.)

L'*urétrotomie* ne saurait donner de tels résultats puisqu'elle a une mortalité, tandis que l'*électrolyse linéaire* n'en a pas.

Les rétrécissements œsophagiens peuvent être traités également par le procédé si simple de l'électrolyse linéaire, qui doit être préféré, lorsqu'il est applicable, à la *gastrostomie*.

Il ne faudrait pas cependant s'imaginer, comme l'ont fait quelques opérateurs, qu'il suffit pour faire l'électrolyse d'avoir à sa disposition une pile et un électrolyseur. Non. L'électrolyse demande à être étudiée dans ses rapports avec les divers rétrécissements. Cette étude montre que si la plupart des rétrécissements urétraux sont justiciables de l'*électrolyse linéaire*, quelques-uns sont réfractaires et doivent être traités par l'*urétrotomie électrolytique*, aussi bénigne que l'électrolyse elle-même.

L'urétrotomie électrolytique se fait avec un urétrotome, dans lequel on fait passer le courant négatif, le pôle positif étant placé à l'aine.

L'électrolyse linéaire, étant donnée les services qu'elle peut rendre dans le traitement des rétrécissements, n'est pas assez connue et mérite d'être étudiée sérieusement. Ce procédé est la victime de ceux qui ne le connaissent pas, et qui n'ont pas cherché à l'approfondir. L'électrolyse linéaire est absolument inoffensive ; elle se recommande surtout par la rapidité de la guérison qu'elle procure et par l'absence de complications.

Nous dirons, en terminant : *D'après nos observations et notre expérience, nous sommes autorisé à conclure que l'electrolyse linéaire doit être préférée à l'urétrotomie interne dans le traitement des rétrécissements urétraux, et à la gastrostomie dans celui des rétrécissements œsophagiens, à condition que ceux-ci soient franchissables.*

www.ingramcontent.com/pod-product-compliance
Ingram Content Group UK Ltd.
Pitfield, Milton Keynes, MK11 3LW, UK
UKHW021007120726
13693UKWH00004B/1829